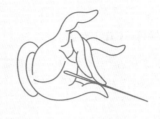

人类非物质文化遗产代表作
中医针灸博览

主　编　刘炜宏

副主编　李　辰　郝　洋　郭盛楠

编　委　刘炜宏　李　辰　郝　洋　李　萌

　　　　郭盛楠　王莹莹　李述东　刘　晋

　　　　雷　黎　殷　强　张立华　陈蒙蒙

参　编　刘光瑞　吴滨江　贾晓健　石志红

　　　　史慧妍　刘　健　杨　涛　徐　平

　　　　吴焕淦　金　瑛

U0284097

人民卫生出版社

·北京·

图书在版编目（CIP）数据

人类非物质文化遗产代表作中医针灸博览 / 刘炜宏
主编. —北京：人民卫生出版社，2023.5
ISBN 978-7-117-34784-6

Ⅰ. ①人… Ⅱ. ①刘… Ⅲ. ①针灸疗法 Ⅳ.
①R245

中国国家版本馆CIP数据核字（2023）第087400号

人卫智网	**www.ipmph.com**	医学教育、学术、考试、健康， 购书智慧智能综合服务平台
人卫官网	**www.pmph.com**	人卫官方资讯发布平台

人类非物质文化遗产代表作中医针灸博览
Renlei Feiwuzhi Wenhua Yichan Daibiaozuo
Zhongyi Zhenjiu Bolan

主　　编：刘炜宏
出版发行：人民卫生出版社（中继线 010-59780011）
地　　址：北京市朝阳区潘家园南里 19 号
邮　　编：100021
E - mail：pmph @ pmph.com
购书热线：010-59787592　010-59787584　010-65264830
印　　刷：北京顶佳世纪印刷有限公司
经　　销：新华书店
开　　本：889 × 1194　1/32　　**印张：**4.5
字　　数：129 千字
版　　次：2023 年 5 月第 1 版
印　　次：2023 年 7 月第 1 次印刷
标准书号：ISBN 978-7-117-34784-6
定　　价：69.00 元

打击盗版举报电话：010-59787491　**E-mail：WQ @ pmph.com**
质量问题联系电话：010-59787234　**E-mail：zhiliang @ pmph.com**
数字融合服务电话：4001118166　**E-mail：zengzhi @ pmph.com**

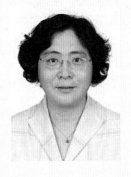

　　刘炜宏，女，1957年生，中国中医科学院针灸研究所博士研究生导师，三级教授、编审，中国中医科学院针灸医院主任医师，《世界针灸杂志（英文版）》社社长兼常务副主编，曾担任《中国针灸》杂志副主编、主编（1993—2014）。从事针灸科技期刊编辑、针灸理论研究、针灸标准化研究近40年，先后主持省部级以上研究课题10项、院级课题1项，参研课题多项；发表论文70余篇，主编著作3部，参与编写6部。主持制作的"国家标准针灸技术操作规范系列光盘"22种（中英文对照），获得中国针灸学会科学技术奖科普类一等奖。

　　主要社会兼职：中国针灸学会常务理事兼副秘书长，中国针灸学会科普工作委员会第一届、第二届主任委员，首届全国针灸标准化技术委员会副主任委员，中国科学技术协会针灸医学首席科学传播专家，国际标准化组织（ISO）注册中国专家。

前　言

中国作为文明古国之一，在其发展的漫漫历史长河中形成并积淀了独具特色的传统文化，中医药文化就是她的突出代表。中医药文化是关于人与自然、生命与健康的独特认知智慧与结晶，她不仅反映了中华民族对大自然和生命现象及其相互关系的理性认知与尊崇，更是人类精神与物质文明的重要组成部分。

新中国成立以来，党和政府高度重视发展中医中药，不断加强对中医中药的支持力度，把"发展现代医药和我国传统医药"写入宪法，明确提出"中西医并重"。2010年11月，联合国教科文组织把"中医针灸"写入了《人类非物质文化遗产代表作名录》，令我们看到当代世界对中医针灸的价值取向：中医学其实就是医学与人文交融的统一体，它既是一门科学，又有鲜明的文化特征。看到了这一点，我们就不难理解，为什么中医看病注重的是"得病的人"，而不是"人得的病"；为什么中医看病时的四诊合参，借助的是医生的感知从而进行理性的思考，而不是借助于冰冷的机器；为什么中医治病强调的是"形神兼调"，而不是只注重病灶的去除；为什么中医治病要与四时节气、地理区域、精神情志、人生经历相结合，所谓"上知天文，下知地理，中知人事"等。如果我们透过文化的眼光去看中医，许多"为什么"就会迎刃而解；如果我们从文化的角度去研究中医，可能就会找到现代科学与传统文化更好的契合点。

对非物质文化遗产项目的保护，是继承与挖掘我国优秀传统文化的最好措施之一。申报了非遗项目，就意味着主动地承担了保护、发展的责任和义务。如何做好保护工作，是我们现在要思考的问题。唯有完成这一艰巨而重要的任务，我们期待的中医针灸蓬勃发展才能真正到来，才能使中医针灸尽善尽美地为人类健康服务。

习近平同志指出："中医药学凝聚着深邃的哲学智慧和中华民族几千年的健康养生理念及其实践经验，是中国古代科学的瑰宝，也是打开中华文明宝库的钥匙。深入研究和科学总结中医药学对丰富世界医学事业、推进生命科学研究具有积极意义。"这段话完美地诠释了当今中医药学所具有的文化价值、健康价值、科学价值和对世界的贡献价值。我们可以看到，中医药学不仅是我国独特的医疗卫生资源，而且还蕴藏着巨大的经济资源，既是具有原创优势的科技资源，也是重要的生态资源和优秀的文化资源。中医药以其独特的民族性、地域性、传承性、包容性和认同感在世界文化中独树一帜，必将为人类的健康事业做出巨大的贡献！

本书原拟于 2020 年出版，受疫情影响，未能如愿。2021 年底，第五批国家非物质文化遗产代表性项目正式公布，其中包含 45 个传统医药内容，极大地丰富了我国传统医药类非物质文化遗产项目内涵，编委会也据此对书稿内容进行完善。在本书编写过程中，得到了许多专家学者的大力支持，在此我代表编委会谨致谢意。

刘炜宏
2022 年 5 月

目 录

第三章
针灸非物质文化遗产项目与代表性传承人

附　录

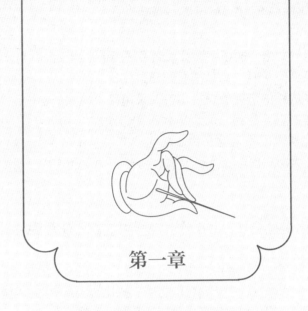

第一章

医学与文化

医学与文化，这在今天看来似乎是两个不相干的科目。因为，人们在谈到医学时，总是把它归到自然科学的范畴，在研究医学时，也多从科学研究的角度出发，采用科学研究的手段，去研究它的科学问题。然而，联合国教科文组织在2010年11月把"中医针灸"列入了《人类非物质文化遗产代表作名录》，这就是明确地告诉大家，医学，尤其是传统医学，与文化有着十分密切的关系。

一、文化是社会实践的产物，医学与文化的关系密不可分

什么是文化？《辞海》中关于"文化"的定义主要是：广义指人类在社会实践过程中所获得的物质、精神的生产能力和创造的物质、精神财富的总和。狭义指精神生产能力和精神产品，包括一切社会意识形式：自然科学、技术科学、社会意识形态。有时又专指教育、科学、文学、艺术、卫生、体育等方面的知识与设施。作为一种历史现象，文化的发展有历史的继承性；在阶级社会中，又具有阶级性，同时也具有民族性、地域性。不同民族、不同地域的文化又形成了人类文化的多样性。作为社会意识形态的文化，是一定社会的政治和经济的反映，同时又给予一定社会的政治和经济以巨大的影响。

也有现代学者指出，"文化"是对人类智慧成果和实践的概括，包括不同国家、地域、民族所特有的习俗、行为方式、语言、文字、知识、认知、思维、审美、价值观和体制等要素。

由此可知，文化是人类社会特有的现象，是人类基于自然物质基础上的精神创造。人类文化分为物质文化、哲学思想（即制度文化和心理文化）两大类三个方面，涵盖了历史、地理、宗教、道德、文学、艺术、科学、习俗等各个领域，是人类宝贵的精神财富。文化具有国家民族与时代的特点，不同民族拥有不同的文化，不同历史时期拥有不同的文化，不同地域拥有不同的文化。文化在历史的传承中是不断发展的。基于此，我们可以肯定地说，医学与文化密不可分。

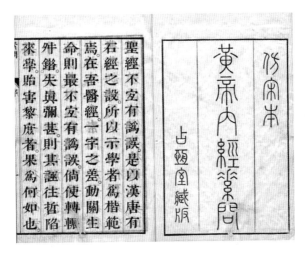

中国中医科学院图书馆馆藏，日本安政四年丁巳（1857）
占恒室刻本《黄帝内经素问》书影

医学与文化密不可分，古今中外都是如此。中医学典籍《黄帝内经》由《素问》《灵枢》组成，其中《灵枢》又称为《针经》，被公认为是针灸学最早的奠基之作。然而，一部《黄帝内经》虽然是在教人怎样治病，却怎么看都像是在教人如何看待世界、如何生活、如何养生的道理，这是一个古代文化与科学完美结合的产物。古代科学家多是人文与科学的多面手，中外皆是如此。我国晋代的皇甫谧编撰《针灸甲乙经》，也曾经著述《帝王世纪》《高士传》《玄晏春秋》等。14世纪意大利著名画家达·芬奇同时还是一位哲学家、音乐家、医学家、地理学家、建筑工程师。之所以能够产生这样的科学巨匠，是因为那时的文化是支撑科学发展的土壤，与科学没有明显的界限。

二、文化遗产的前世与今生

既然说到人类文化已经有着数千年的历史，发展到今天必然留下许多文化遗产。文化遗产是人类发展进程中所产生并保留下来的，具有历史价值、艺术价值、科学价值的财富，在存在形式上可

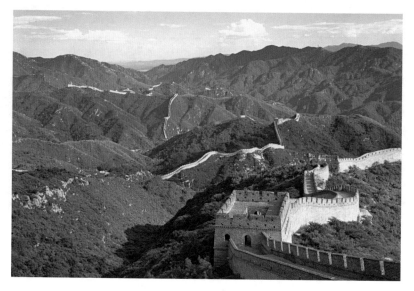

中国长城 1987 年列为世界首个文化遗产项目

（图片选自北京市人民政府网站）

以分为物质文化遗产（有形文化遗产）和非物质文化遗产（无形文化遗产），两者实际上都是不可再生的珍贵资源。

　　传统意义上的文化遗产就是指物质文化遗产，它是一些具有历史、艺术、科学价值的文物，比如历史文物、历史建筑和人类文化遗址，这些被联合国教科文组织《保护世界文化和自然遗产公约》称为有形物质文化遗产，它们包括可移动文物与不可移动文物。不可移动文物一般指在历史、艺术、科学等方面具有突出、普遍价值的，如古建筑、石刻、壁画；具有考古意义成分或结构的，如古墓葬、洞穴；在历史、美学、人类学等方面具有价值的人造或人与自然的杰作，如近现代史迹、古文化遗址、建筑群等。可移动文物是各个历史时期的重要实物，如文献、手稿、艺术品等，包括具有代表性的各类文物。

　　对于非物质文化遗产重要性的认识始于 20 世纪末。联合国教科文组织于 1998 年开展了非物质文化遗产项目的评选工作，于 2003 年 10 月在法国巴黎召开第 32 届大会，表决通过《保护非物质文化遗产公约》（以下简称《公约》），确定了非物质文化遗产的概念、分类和保护模式，就此将非物质文化遗产的保护工作纳入了国际准则。《公约》设立了两个名录，一个是"人类非物质文化遗产代表作名录"，以确保非物质文化遗产在全世界的重要地位，它指的是历史悠久、具有独特文化价值和民族价值的文化遗产，是一种荣誉性的称号，把某一个国家或地区的遗产上升为全人类的遗产，彰显该遗产的地位。另一个是"急需保护的非物质文化遗产名录"，以更多地强调亟待抢救、保护申报列入此名录的项目。联合国教科文组织称非物质文化遗产是确定文化特性、激发创造力和保护文化多样性的重要因素，在不同文化相互包容、协调中起着至关重要的作用。可以说非物质文化遗产是文化的重要组成部分，并且是文化的根本与源头，是人类文明最宝贵的共同财富，是人类社会得以延续的文化命脉。

根据联合国教科文组织的定义，非物质文化遗产，指的是各民族世代相承的、以非物质形态存在的、与群众生活密切相关的传统文化。其表现形式有文化场所、传统知识技能实践、民俗活动、表演艺术和与之相关的实物、工具、制品等。包括民间相传的诗歌、神话、谚语等语言表述；传统的戏曲、杂技、舞蹈、皮影等表演艺术；民族传承的风俗、礼仪、庆典、体育竞技；有关人、自然、宇

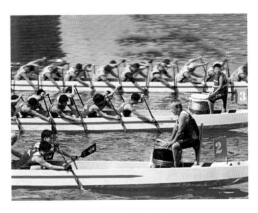

中国传统节日端午节 2009 年被列入世界非物质文化遗产
（图片选自广东省人民政府网站）

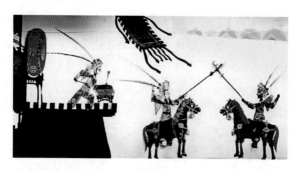

中国传统艺术皮影戏，2011 年被列入世界非物质文化遗产
（图片选自湖南省人民政府网站）

宙的各类传统知识和实践；传统文化相关的手工艺技能；相关的文化场所等等。在这里，我们就找到了"中医针灸"作为人类非物质文化遗产的依据，因为它是"有关人、自然、宇宙的各类传统知识和实践"。

除了物质、非物质文化遗产外，联合国教科文组织在 1992 年还创建了《世界记忆名录》，纳入了经联合国教科文组织世界记忆工程国际咨询委员会确认的文献遗产项目。委员会于 1993 年在波兰普图斯克成立，委员会形成了联合国教科文组织行动草案，草案认定联合国教科文组织旨在协调和帮助各国政府、国际组织和基金会联合促成世界记忆文献遗产项目的落地。世界记忆文献遗产总纲是与国际图书馆联合会商讨后拟定的，将国际图书馆联合会以及国际文献委员会的濒危文献汇编到了一起。通过多国共同配合，联合国教科文组织编列了世界濒危文献和影视遗产。同时，项目还启用了一系列应用现代科技在其他媒体上重现原始文献遗产的工作，大大加强了文献遗产的继承和保护。

世界记忆文献遗产是世界的记忆，也是世界的镜子，反映了语言、民族和文化的多样性。这些记忆非常脆弱，每天都有仅存的记忆在消失。因此，联合国教科文组织发起了世界记忆计划，以防止集体记忆的丧失，并且呼吁保护宝贵的文化遗产和馆藏文献，并让它们的价值在世界范围内广泛传播。

《世界记忆名录》创建的初衷是保护世界各地的濒危文献遗产，

这个历史遗留问题在战乱和资源匮乏的条件下更加凸显。世界文化瑰宝遭受了许多各种各样的破坏，如抢掠、非法交易、损毁、缺乏保护等。有些已经永久地损坏，有些尚存却岌岌可危。值得庆幸的是，一些遗失的文献遗产有时能被重新发现。世界记忆文献遗产是世界文化遗产保护项目的延伸，侧重于文献记录，包括博物馆、档案馆、图书馆等文化事业机构保存的任何介质的珍贵文件、手稿、口述历史的记录以及古籍善本等。一些国家的古医学文献被收录其中，包括中国的《黄帝内经》《本草纲目》。

三、中医药学是中华传统文化理念的集中体现

纵观绵延五千年的历史长河，中国传统文化主要经历了由原始社会的萌芽，到夏商周初成雏形，春秋战国时基本形成，再到秦汉以后定型与发展，至清代以及鸦片战争以后至今以转型为主的几大发展阶段。夏商周时期，敬天保民思想形成，朴素唯物主义思想开始萌芽，出现文字，成为中国哲学、文化发展的基础。春秋战国时期百家争鸣，迸发出墨家、道家、儒家、法家等多种思想，是我国文化的一次大繁荣。而中医学也恰在此时完成了从原始状态的蜕变，基本形成了完整的医学体系。

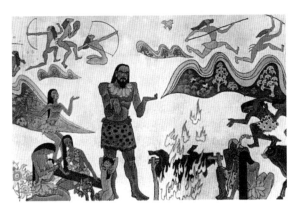

甘肃省天水市麦积山伏羲庙壁画
（图片选自张立剑《针灸史话》）

在医学的萌芽阶段，有巫医不分的现象，这是由于人类文化尚未对自然界有合理的解释，所有自然现象的产生都被认为是有超自然力量在发生。这说明医学文化不是独立形成的，而是紧随人类文明的发展而有所进步。我国发源于黄河流域的中原文化具有仁爱、重生恶死、因果等道德趋向，使得中医学注重自省自律。而西方历史更多的是受博爱、上帝主宰、慈善等文化影响，使西医学在形成过程中更强调外在约束力。东西方文化的差异，直接导致两种医学观和方法论的不同，形成各自独有的医学文化。

中医学的形成基于汉族文化，汉族文化又源于汉族传统思想。汉人极重"敬天法祖"，敬天者，敬畏、祭祀祈求上天庇佑；法祖者，效法祖先的懿德嘉行、遵守祖制家风。这种尊天重人、循制守旧的思维模式，正应汉文化中天人相应、平衡守中的思想。汉医学乃至汉族文化中的各类学科，其本质都是学习如何做人，这便是受到中国历史上多家哲学思想影响的缘故。

中国哲学萌芽于殷周，形成于春秋，其中的天人关系、精气学说、阴阳五行学说等为中医文化奠定了丰富的思想理论基础，为中医理论体系在战国时期的基本形成奠定了基础。总的来说，诸子百家思想中阴阳家、儒家、道家对中医中的医理——"道"的影响较

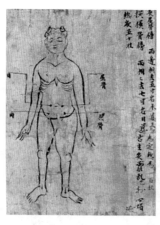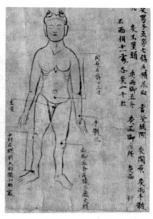

敦煌卷子"灸疗图"，现存于英国伦敦不列颠博物馆
（图片选自张立剑《针灸史话》）

大，其他各家对具体治疗方法——"术"的贡献更明显。中医学作为在这些哲学理论指导下的人体实践，与中国哲学的发展相辅相成，将丰富的古代哲学智慧和民族文化完美地统一在一起。

古代阴阳家认为一切事物的变化都是因对立面的消长、交感等引起的，这种"一阴一阳谓之道"的思想是《周易》（约成书于西周时期）的根本。易学用八卦来阐释"道"，即世界状态与变化的一般原则。医道和医术就如易学中的道和器（具体事物）的关系，术源于道而统于道，是道的具体体现。阴阳最初由观天文气象而来，从日月、寒暑，进而到四季二十四节气等。阴阳之间相生相克、相反相成的关系构成了中医理论的阴阳学说。"易"所内含的三种思想体现在医学就是：简易，执简驭繁的思想；变易，病情、病人处于动态变化之中；不易，病程变化总体规律不变。

儒家讲究仁义礼智信，温良恭俭让，尤其强调仁爱，与人为善，推己及人，己所不欲勿施于人等。医家强调医术便是仁术。古时讲仁者寿、智者寿也是这个道理。养生者需要通过修养德行来增加仁爱之心，学习生活智慧以达到强身健体、预防疾病的目的。医者也要怀大医精诚之心，通过自修仁心，增其智慧，精其医术。儒家文化基于人法于天，讲究天人合一而又以人为本，是经世致用之

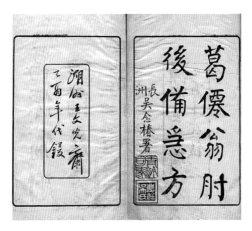

《肘后备急方》书影

（晋·葛洪。中国中医科学院图书馆馆藏）

学。儒家认为人有君臣父子上行下效，医者主张药有君臣佐使主次分明，身体有十二官分工明确，仁术实为人术。儒家讲"穷则独善其身，达则兼济天下"，医家追求"不为良相便为良医"。所以，相对其他思想而言，儒学对中医文化影响最深远。除了仁爱之外，儒家其他的诸多美德都与养生治病有关。中医认为"正气存内，邪不可干"，正直、真诚使人存正气，无邪念，内心清净，享有安定祥和的精神状态，豁达使人身心舒畅，能够疏通气血经络。反过来，"克己复礼""己所不欲，勿施于人"也和治疗过程中适可而止、无使过之相应。孔子提倡"允执其中"的中庸之道，认为事物存在过犹不及的属性，人当致于中和，德行败坏将招致灾祸。所以要达到"和"的状态，需要形神兼修才不致偏颇。

　　道家文化讲究道法自然，天地人和，尤其强调顺应自然的本质规律，注重人的精神修炼，使人返璞归真。道家认为，养生在于养神和全形，心静则神宁，修身则养道，这对人的自我要求更高。那么中医学也是主张人与天地相应，人的生活起居要符合自然界的气候规律，遇事遇病要顺势而为。道家主张人要保持本心，不生物欲、执念，不起仇恨之心、偏激之情，才可以不被七情六欲扰动形神。而中医也提倡医者心、术自然，达到安宁祥和的境界；养生者精气神都应保持清净，一言一行合于道。所谓五色令人目盲，五音令人耳聋，过于追求享受的行为会破坏无为的清净状态。无为不是无所作为，而是无所妄为，要善于养生，行为合乎自然之道。这需要人发挥主观能动性，努力作为，以柔胜强，避免过度刚硬而衰，与水善利万物而不争的理念是一致的。所以道家讲万物皆负阴抱阳，阴阳平衡才能使人与自然和谐，进而达到人的身心和谐。古人云，形而上者谓之道，守一就是守道，人不恃于物，才能法于自然。在对自然规律的认知上观物取象，探索总结出生克、乘侮、胜复、母子等理论，说明一切事物皆有环环相扣的联系，互相生成，互相制约，共同发展。从生命的规律上看，生理的死亡无法避免，道家文化强调的是精神的长生，在养生过程中注重养神，并把它融入实际治疗当中。在道家文化中，自然是人之根本，因此反对一切违反自然的行为，体现在中医学中就是一切都顺势而为的思想。

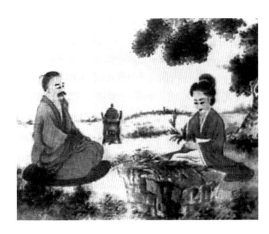

葛洪与鲍姑（图片选自张立剑《针灸史话》）

墨家主张"兼爱""利民"，体现了广泛包容、不顾此失彼的内涵。中医的辨证、四诊合参，就有这样的全局观，着眼人整体的健康而非局部损益。墨家将概念分为三个等级，"达"包括所有事物最普遍的概念，"类"指一般事物的同类概念，"私"指某一事物的个别概念。相当于中医基础理论的原理，证型、药性、腧穴功能等归类，最终到具体病、药、穴的独有特性的认识层次。墨家的推理方法基于"以类取，以类予"的思想，但又认为事物的前提相同时，结论未必一致，需要通过事物产生的条件"故"来进行判断。中医中的审察内外、整体察病、辨证求因、审因论治、四诊合参、从病辨证的诊断原则与其极为相符。

名家学派的重点是分辨名实，促进了辩证法的发展。公孙龙强调恒久不变与绝对，惠施则强调事物的相对与可变性。惠施认为事物之间因观测角度不同，可以产生大同小异、小同大异，毕同、毕异等关联，而中医在诊疗过程中绝对与相对的实际应用有同病异治、异病同治等方法。

法家推崇成文的法典，商鞅言"当时而立法，因事而制礼"。所以《管子》（成书于战国时期）言"德者道之舍，物得以生"，也强调了顺道而行的重要性。在医术上除了对理法方药有完备的要求，还需要三因制宜的治疗思想。《管子》促进了精气学说的发展，书中认为老子所言的"道"是一种精细的物质"精气",人是由精气与形气结合而成的,并且这两种气"和乃生,不和不生"。《管子》还有心为身体之君的说法,强调心对人整体的制约能力,并且心君需要以虚而不满的状态来接受教化,就是我们常说的"心虚受教"。这与《素问·六节藏象论》所说"心者,生之本,神之变也"一脉相承,而且不只是心脏,五脏藏精的特点都是满而不实。

著名军事家孙武也同样提出"胜负五事"的制宜思想,包括政治条件、天时、地利、将帅和具体规定办法,行医时也要做到"知彼知己"才能战胜病痛。中医中的许多治疗理念都与《孙子兵法》(成书于春秋战国时期)中的战策相同,如,治病必求于本犹如"釜底抽薪";寒者热之,虚者补之犹如"敌佚能劳之,饱能饥之";治病如用兵,"兵无常势,水无常形,能因敌之变化而取胜",即在病程变化中辨邪正盛衰、标本缓急;治病要选择时机,所谓"无击堂堂之阵"。

杂家学说以道学为主,糅合了阴阳、墨、法和一部分儒家思想。《吕氏春秋》(约成书于公元前 239 年)"流水不腐,户枢不蠹,动也;形气亦然,形不动则精不流,精不流则气郁",以流水和户枢为例强调气机运转的作用。《素问·六微旨大论》"非出入,则无以生长壮老已。非升降,则无以生长化收藏",也是在说人体气机升降的作用。为了调动气机的升降,还提出了什么时间要如何起居,做何种运动的养生方法。

释教,又称佛教,大约是在后汉初期由印度传入。佛家以五蕴解释事物的存在,讲究因果理论,认为人的病因有家庭、情绪、作息、神鬼、业等。佛家认为众生皆苦,最终愿望是让所有人(含医者、患者)乃至所有生命脱离痛苦(含病痛、死亡)。它强调人保养身体得以完成修行,通过参禅、守戒等修行使身心得到升华,养身祛病并不是它的终极目标。这些在中医文化中又体现在扶正祛邪的思想、禅茶养性、行善自律等养生方法中。佛家文化讲究明心见性,尤其强调慈悲之心。众生平等、行善积德的思想逐渐成为中国传统医学中医德的组成部分,医者须怀同情心,于救治过程中不计名利,平等对待各种患者。佛教的传入带来了古印度文化,中医眼

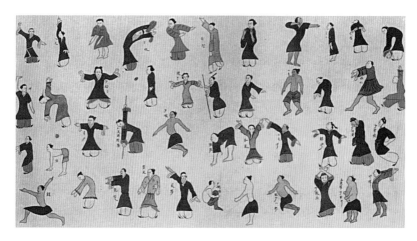

马王堆三号汉墓出土的道家《导引图》摹写复原图

科学的五轮学说、金针拨内障以及钩、割、烙等治疗方法都源于印度佛教医学。此外，佛教"医方明"的传入还与道教的炼丹实践共同丰富了中医的药学和方剂学。

提到中医文化，不能不说及中医的传统锻炼身体的方法：导引、按跷、吐纳，通过一系列的肢体运动，调整人的呼吸、身体，乃至心理。这些秉承天地、阴阳、精气、守神等哲学理念衍生出的身体训练方法，最能体现中国传统文化的特征。它们的动作源于传统舞蹈，又受到坐忘、坐禅、心斋等影响，还分化出儒、道、佛、医等各流派的导引。气功理论随着中医理论逐渐发展得更具体、更实用，现已形成特色鲜明的多种传统气功，如古朴自然的八段锦、重视吐纳的六字诀、法遵阴阳的气功太极十五势、模仿动物形神兼具的五禽戏等等。

以上种种皆说明，中医文化源于中华民族传统文化中的朴素唯物主义及辩证法，融合了阴阳家、儒、道、墨、释（佛）等各家学说，从而产生了中医学的核心思想，这就是天人相应的整体观、顺应自然的养生观、正邪相争的疾病观、疏通协调的治疗观。历代各家文化都劝人向善，注重精神境界的提升，推崇德行的修养。中医在诊疗过程中也提倡形神同治，并把追求心境的安宁作为防治疾病的重要措施，修心作为中医的养生要点，如此才能达到人自体的身心和谐和人与自然的和谐。

说到此，我们可以为中医药文化做个定义："中医药文化"是中国人对生命、健康和疾病所持有的智慧成果和实践的概括，包括认知思维模式、对生与死的价值观、健康理念、医患关系、诊疗方式、养生方式、生活方式、药物处方和运行体制等知识体系和医疗服务体系。中医药文化的核心理念就是天人合一、和谐共生，中医药文化的核心思维模式就是象思维、直觉思维和模糊思维，中医药文化的核心行为方式就是道法自然，以平为期。长期以来，中医药文化受到中国传统文化的深刻影响，不仅传承了中国传统文化中的优秀元素，也带上了其中的一些缺陷和不足，比如因尊崇经典而比较墨守成规、重视整体认识而忽视对人体细节的把握等。

在中国历史上，几次文化暴发时期都推动了中医文化的发展：先秦百家争鸣，中医基础理论逐渐形成；隋唐时期文化交融繁盛，中医学出现分科；金元时期儒学盛行，中医养生学形成体系；明清时期随着"格物致知"理念的发展，中医对人体结构进行了比较深入细致的研究。到今天，中医药文化逐渐融合了西方医学的文化，中西医结合已成为中医学的发展方向之一。

四、"中医针灸"作为人类非物质文化遗产的由来

中国政府非常重视对传统文化的继承和保护，于 2004 年 12 月正式加入联合国《保护非物质文化遗产公约》，成为缔约国之一。之后，我国在 2005 年颁布了《关于加强我国非物质文化遗产保护工作的意见》，2006 年出台了《国家级非物质文化遗产保护与管理暂行办法》。在 2006 年、2008 年、2011 年、2014 年、2018 年和 2021 年先后颁布了数批国家级非物质文化遗产名录，其中传统医药被列入了第一批第九大类，包括 23 项传统医药类。截至 2021 年底，23 项传统医药类中已有将近 150 个特定的诊疗、制作技艺入选该名录，反映了我国各地、各行业对保护传统医药文化等各类非物质文化遗产的充分重视。

我国第一次向联合国教科文组织申报"人类非物质文化遗产代表作名录"是在 2006 年。我国国家中医药管理局为了做好这项工作，成立了中医药申报世界非物质文化遗产委员会（以下简称"委员会"）、专家组、办公室、申遗课题组，从此，我国正式开展中医药非物质文化遗产的保护研究和申报工作。

2008 年 9 月，委员会以"中医"为项目名称，向联合国教科文组织申报"人类非物质文化遗产代表作名录"。据南京中医药大学中医药文献研究所所长王旭东回忆，该项目位于我国当年所申报的 35 个项目之首，是决策层认定的"最重要、无需讨论与评审"，足见国家对于中医药申遗之决心与厚望。但成功皆无坦途，"中医"首次申遗却以失败告终。原因是其他入选代表名录的项目皆为指向性明确的"单体"项目，比如舞蹈"探戈"、马头琴传统音乐、中国活字印刷术等。而我国在申请"中医"项目时，为保护学术体系的完整性选择了以整体"打包"的形式出现，使评审专家们无法从项目名称上看出"文化的形式（或形态）"，这与"非遗"注重形式中所蕴含的传统价值、思想、观念的判断标准不甚一致。联合国教科文组织非物质文化遗产保护政府间委员会附属机构评审会的评审决议认为：申报的、"中医"是一个传承群体不明确的非物质文化遗产项目，定义描述不清楚，以至于保护措施的针对性不强，建议重新申报。就此，中医药首次申遗便以申请撤回的方式结束了。

2009 年 10 月，在国家相关部门的具体指导下，委员会重新调整了思路，决定"收窄申报的内容和范围，只将中医最主要的部分和精华进行申报"。于是，为了突出文化特色，体现技艺特征，选择了当时国际知名度较高、传承群体较为明确的"针灸"作为申报项目，以"中医针灸"为项目名称重新申报。为了做好项目内涵的解释工作，还必须要在 1 000 字符内向此前对此一无所知或未直接接触过的评审者解释清楚该遗产符合联合国《保护非物质文化遗产公约》中非物质文化遗产的定义。申遗工作组多次召开了专家研讨会、协调会、调研会、汇报会、观摩会等，认真反复修改申报文本。又经过国家中医药管理局、中国中医科学院、中国针灸学会、中国文化研究院、文化部外联局、中央电视台、河北中医学院、上海中医药大学、南京中医药大学等单位 30 多位专家的多次讨论，才形成了申报资料的初稿，确定了"中医针灸"的定义、内容、传承团体、保护措施、代表性图片等内容，撰写形式上实现了专业技术语言向文化语言的过渡。根据联合国《保护非物质文化遗产公约》的规定，只有与将其视为文化遗产的相关社区、群体或个人联系在一起，方能被确认为非物质文化遗产。于是，中国针灸学会顺理成章地被确认为"中医针灸"传承的相关社区、群体；经过针灸界推荐和专家讨论，将程莘农、贺普仁、郭诚杰和张缙四位当年具有参评首届国医大师资格的针灸界代表确认为代表性传承人，他四人也欣然签署意见表示同意。除文本之外，申遗工作组还按要求准备了其他相关文件，包括一部不超过 10 分钟，配有英文、法文同期画外音的宣传片。经过这样周到、细致的准备，两番调整方案，三次提交申请，终于在 2010 年 5 月"中医针灸"项目通过了联合国教科文非物质文化遗产处附属评审机构的评审，2010 年 11 月 16 日，联合国教科文组织保护非物质文化遗产政府间委员会第五次会议正式宣布，将"中医针灸"列入《人类非物质文化遗产代表作名录》。从此，我国成为首个申请到传统医学非物质文化遗产的国家，也为"传统技艺"类中增添了传统医学项目。

　　"中医针灸"申报联合国教科文组织人类非物质文化遗产项目的成功，标志着我国优秀的传统文化站上了世界级舞台。当今世界，很多国家和民众对于我国的了解并不全面，误解与迷茫仍停留在他们的脑中，即便是欧美发达国家，他们对于中国的了解在许多方面停留在二战前后。这就需要我们加强与国际间的沟通，争取他们的理解、认同，进而得到尊重。借助"中医针灸"这一自然、绿色、健康的理念与方法，我们向世界宣示着自己既古老而又有现代发展的精神文明和物质文明，努力提升我们的大国地位。2015 年 10 月，来自中国中医科学院的女科学家屠呦呦，以青蒿素治疗疟疾的发明获得了当年度的诺贝尔生理学或医学奖，又一次有力地证明了中医中药在当代医学体系中所具有的重要价值和强大生命力。2018 年 11 月 28 日我国又成功地将"藏医药浴法——中国藏族有关生命健康和疾病防治的知识与实践"推入了《人类非物质文化遗产代表作名录》。"中医针灸"和"藏医药浴"不仅是我国的文化遗产，而且是全世界人民的文化财富。这些文明的活化石可在更大的层面中，为更多民众的健康服务。它们不仅是一种荣誉，而且将对世界产生类似"蝴蝶效应"的影响，它们将改变人们的世界观和生活方式，完善人们的健康需求和就诊模式，成为服务于全人类生命健康的宝贵资源。

申报联合国人类非物质文化遗产项目的成功不是目的也不是终点，而是为了更好、更行之有效地使人们了解、认同中华民族的伟大文明，更有力地去保护和传承中华民族的优秀传统文化，使中华民族的优秀传统文化发扬光大，永远屹立于世界民族之林。

参考文献

[1] 夏征农. 辞海（缩印本）[M]. 上海：上海辞书出版社，2000.

[2] 毛嘉陵. 中国中医药文化文献集 [M]. 北京：社会科学文献出版社，2017.

[3] 王文章. 非物质文化遗产概论 [M]. 北京：文化艺术出版社，2006.

[4] 沈晋贤. 医巫同源研究 [J]. 南京中医药大学学报（社会科学版），2003（12）：197-201.

[5] 北京大学哲学系中国哲学教研室. 中国哲学史 [M]. 北京：商务印书馆，2004.

[6] 冯友兰. 中国哲学简史 [M]. 南京：江苏文艺出版社，2013.

[7] 左丘明. 国语 [M]. 上海：上海古籍出版社，2015.

[8] 吕不韦. 吕氏春秋 [M]. 上海：上海古籍出版社，2014.

[9] 张宇. 儒释道三家"以德养生"思想研究 [D]. 广州：广州中医药大学，2017.

[10] 张立剑. 针灸史话 [M]. 北京：人民卫生出版社，2010.

（本章撰稿：李 萌 刘炜宏）

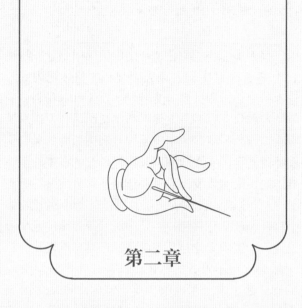

第二章

"中医针灸"的文化内涵

——

　　在我国申报人类非物质文化遗产的申报书中是这样描述"中医针灸"的："中医针灸是中国人以天人合一的整体观为基础，以经络腧穴理论为指导，运用针具与艾叶等主要工具和材料，通过刺入或熏灼身体特定部位，以调节人体平衡状态而达到保健和治疗的传统知识与实践。作为凝聚着中华民族智慧和创造力的独特文化表现形式，中医针灸稳定的实践频率以及历代延续的完整知识体系，为保障相关群体的生命健康发挥着重要作用，并成为其持有人文化认同的重要符号。"这段话说明了三层意思：一是中医针灸的文化渊源，二是中医针灸的文化内涵，三是中医针灸传承的意义。

　　前面说过，中医学无论是从基础理论还是思维模式，都与中国文化有着天然的、密不可分的联系。针灸作为中医学中重要组成部分，它的理、法、穴、术也饱含着丰富的中国文化内涵。早在2006 年 5 月，由中国中医科学院、中国针灸学会联合申报的第一批国家级非物质文化遗产名录项目"针灸"中，将经络学说、腧穴理论、子午流注、毫针刺法、艾灸、刮痧、拔罐作为针灸医学代表性理论和技艺，沿着这个线索我们可以深入挖掘它们的文化渊源和内涵。

一、针灸的文化渊源

　　渊源者，源头也。中国文化中"天人相应"的整体观始终贯穿在中医针灸理论中，对于中医理论体系中的生命观、疾病观、治疗观和健康观产生了深刻的影响。天人相应的整体观，就是把生命个体视为宇宙体系的组成部分，以大自然的阴阳平衡来说明生命现象中的此消彼长，以大自然的风寒暑湿与人体的交互作用说明生病的道理，以人体的协调统一说明疾病痊愈的缘由。

（一）经络理论

　　在天人相应的整体观指导下，中医针灸将生命个体看成一个小宇宙，在这个小宇宙中，经络起到了沟通人体内外上下的作用。时间上，十二条经络对应于一年十二个月（我国农历），最通俗地讲，肺经对应寅月（农历正月），大肠经对应卯月（农历二月），胃经对应辰月（农历三月），脾经对应巳月（农历四月），心经对应午月（农历五月），小肠经对应未月（农历六月），膀胱经对应申月（农历七月），肾经对应酉月（农历八月），心包经对应戌月（农历九月），三焦经对应亥月（农历十月），胆经对应子月（农历十一月），肝经对应丑月（农历十二月）。当然，经络

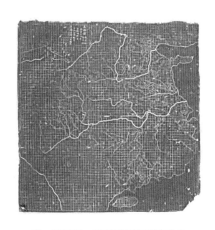

宋·禹迹图 现存于陕西西安碑林
（选自白兴华、安杨《问道针灸》）

与月份相配还有不同的说法。如《灵枢·阴阳系日月》中说"黄帝曰：合之于脉奈何？岐伯曰：寅者，正月之生阳也，主左足之少阳；未者，六月，主右足之少阳。"尽管两者不尽相同，但天人相应的理念是一致的。空间上，十二经对应于十二条河流。除却长江、黄河，我国的水系遍布地域之内，禹王之时，便已将错综复杂的江湖河海归纳、绘图，逐一命名，利用河流运输物资，古人对于境内的水文地貌的把握已是了若指掌。在《灵枢·经水》中，进一步与人体相印证："足太阳外合清水，内属膀胱，而通水道焉。足少阳外合于渭水，内属于胆。足阳明外合于海水，内属于胃。足太阴外合于湖水，内属于脾。足少阴外合于汝水，内属于肾。足厥阴外合于渑水，内属于肝。手太阳外合淮水，内属小肠，而水道出焉。手少阳外合于漯水，内属于三焦。手阳明外合于江水，内属于大肠。手太阴外合于河水，内属于肺。手少阴外合于济水，内属于心。手心主外合于漳水，内属于心包。凡此五藏六府十二经水者，外有源泉而内有所禀，此皆内外相贯，如环无端，人经亦然。"如此可见，十二个月循环不止，十二条河流川流不息。如果经络不进行这些循环往复的运动，就像时间不行进、河流不运动，人的生命就停止了。

时至当代，人们总是要问一个"经络是什么"的问题。如果从

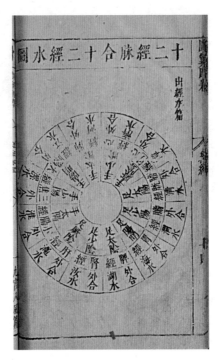

《类经图翼》书影　十二经脉合十二经水图

[明·张景岳。中国中医科学院图书馆馆藏明天启四年甲子（1624）天德堂刻本]

中医理论与文化渊源的角度来看，经络理论其实就是中国古代医学家在对自然现象理解的基础上，概括总结出的复杂人体功能的调节规律，是历代医者在长期的临床实践中，体悟、提炼和总结出的理论模型。《黄帝内经》已详细记述了有关经络的组成、循行分布、功能和经络病候及临床治疗等内容，这些理论至今仍对当代中医的临床实践有着指导作用。

　　在中医针灸的理论体系中，经络是经脉和络脉的统称，它们一起构成了人体气血运行的通路。气是构成机体和维持生命活动的物质基础，气的运动变化表达了人的生命活动；而血是运行于脉中的红色液体，其基本物质主要来源于脾胃化生的水谷精微，对全身脏腑组织有营养和滋润作用。经络系统在内部联系五脏六腑，外部联系筋、骨、皮、肉，主要包括十二经脉、奇经八脉、十二经别、十五络脉等。经络运行气血，协调阴阳，抗御病邪，反映病候，具有传导感应、调整虚实的治疗功能。最早的经脉图与经穴图（又称明堂图）皆出现在隋代，不过经穴图已佚，但可以从《针灸甲乙经》中找到踪迹。宋代医官王惟一编撰《铜人腧穴针灸图经》（约成书于公元 1026 年），附有经脉三人图各一幅，并于公元 1027 年铸成两具针灸腧穴铜人模型。自宋代始，历代都有经脉图、经穴图存世。虽然构成经络知识的文字信息部分，通过历代学者的著述得以保留至今，但是经络循行路线，特别是自隋代开始，早期绘制的经络图、人体经络模型等资料绝大部分已经消失在历史的长河中，以致人们至今对经络的循行路线仍然存在争议。但是不管怎样说，经脉图的出现促进了经络理论的实体化、形象化、结构化，使人们对经络的认识从较为抽象的概念转变为具体的实际形象。

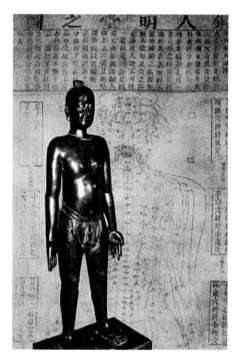

明正统针灸铜人，现存于俄罗斯圣彼得堡国立艾尔米塔什国家博物馆
（图片选自张立剑《针灸史话》）

（二）腧穴理论

腧穴是人体经络脏腑之气输注于体表的部位，也是针灸治疗的作用部位。针灸治病，必须在一定的体表部位施术以疏调经脉气血，才能达到祛病健身之目的。传统的认识是人体有 365 个穴位对应于一年 365 天，"孙络三百六十五穴会，亦以应一岁，以溢奇邪，以通荣卫"（《素问·气穴论》）。《黄帝内经》中概言有 365 个穴位，如"凡三百六十五穴，针之所由行也"，但其实有名称的穴位仅 160 穴左右。唐代医家在系统总结包括《黄帝内经》在内的前代医书中针灸内容的基础上，编成了第一部针灸腧穴经典——《黄帝明堂经》（成书于公元 619 年）。《黄帝明堂经》收载的腧穴数较《黄帝内经》中的 163 穴名增加了 186 个，穴位达到了 349 个，一直到清代，按《针灸逢源》（成书于公元 1817 年）所记，穴位逐渐

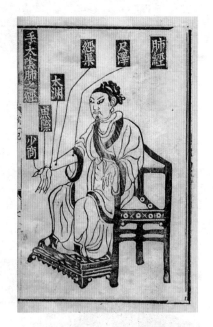

手太阴肺经经穴。《新铸铜人腧穴针灸图经》书影

[北宋·王惟一。中国中医科学院图书馆馆藏清宣统元年己酉（1909）

贵池刘氏玉海堂据元刊本影刻本]

增加到 361 个。其间，北宋医官王惟一编修的《新铸铜人腧穴针灸图经》，是宋以前腧穴理论的集大成者，由于其官修的身份，在此后的较长一段时间里是指导腧穴定位与应用的圭臬。现代，2006版国家标准《腧穴名称与定位》将位于督脉线上的印堂穴纳入经穴中，从而使十四正经的腧穴达到了 362 个。

腧穴的命名具有很积极的临床意义，也蕴含着丰富的中国传统文化。比如在腧穴名称中，凡是以"门"命名的穴位，多与脏腑气机的出入有关，如云门、章门、期门、梁门等；凡是以"神"命名的穴位，皆可以治疗与精神相关的疾病，如神门、四神聪、神阙、神道等。再比如，膀胱经背部第二侧线上与五脏俞相对应的几个穴位的命名，既考虑到了五脏与五种神志的关系，还充分体现了中国语言文字的魅力：肺藏魄，肺俞对应之穴叫魄户；心藏神，心俞对应之穴叫神堂；肝藏魂，肝俞对应之穴叫魂门；脾舍意，脾俞对应之穴叫意舍；肾主志，肾俞对应之穴叫志室。可见，腧穴名称皆有一定的含义，反映了中国汉文字的特点，深具中国文化特征。穴位之名既有特定的意义，又与穴位的位置和主治功能相关，对于学习者能起到顾名知用、见名求位、由此知彼的作用。腧穴的定位与主治是古人长期诊疗实践活动的经验总结，具有十分宝贵的实用价值。

（三）子午流注针法

中医学的指导思想之一是"天人合一"，体现在人的养生哲学里就是人的生活习惯应该符合自然规律。在中国古代历法中"十二"是个关键的数字：年有十二月，天有十二时辰，地支有十二个。因循着这样的十二建制，人身有十二条经络，十二经络不仅对应一年十二月，也对应每日的十二个时辰，不同的经脉在不同的时辰有着气血盛衰的变化。如肺经对应寅时（3—5 点），大肠经对应卯时（5—7 点），胃经对应辰时（7—9 点），脾经对应巳时（9—11 点），心经对应午时（11—13 点），小肠经对应未时（13—15 点），膀胱经对应申时（15—17 点），肾经对应酉时（17—19 点），心包经对应戌时（19—21 点），三焦经对应亥时（21—23 点），胆经对应子时（23—1 时），肝经对应丑时（1—3 时）。在子午流注理论中，子午，代表了十二时辰；流注，代表了经脉中气血的运行，不同时辰中当时当值之经的气血是旺盛的。根据这一点，选择不同的穴位进行针刺的方法叫做子午流注针法。之所以把子午流注列入针灸作为非物质文化遗产的重要内容，也许，它是最能体现针灸疗法中的中国文化了。

关于子午流注针法的论述萌芽于《黄帝内经》，提出了以干支推算的顺序与方法。《难经》在此基础上，又做出了全面的说明。宋、金元时代是子午流注针法的鼎盛时期，子午流注由理论走向临床实践，并出现了专著，如《子午流注针经》（成书于公元1154年）。明代医家简化了子午流注针法的开穴方法，明确提出逐日按时开穴。尽管将开穴固定的方法显得略有僵化，但是对于推广子午流注的按时取穴有着积极的意义。

子午流注将人体气血运行规律与针刺取穴相结合，在某种程度上可以提高针刺治疗的效果。现在有人根据子午流注理论按时投药、按时按摩就是这一理论实际应用的发展。近年来，随着国外"生物钟学说"的兴起，"现代时间治疗学"产生并发展起来，子午流注这门古老学说已然引起了国内外学者的重视和关注。如果认真挖掘子午流注理论中合理内涵，将其延伸应用于生命科学和临床医学中，应该能够给整个医学、生物学及其他自然科学以新的启发。

二、针灸的文化内涵

从理论上讲，针灸的理论有其丰厚的中国文化渊源。那么，从技术上讲，针灸的实际操作又有着其不可不说的文化内涵。

（一）针刺

早在新石器时代，人们就发现用坚硬之物刺戳人体可以解除疼痛。石头是随处可见、随手可捡的，于是成为最经常使用的工具，被称为"砭石"。《说文解字》之"砭，以石刺病也"是最早记录用石头治病的证据。砭石还可以用来切割排脓和放血，这便成为最原始的医疗所使用的器具。《山海经》（约成书于战国中后期到汉

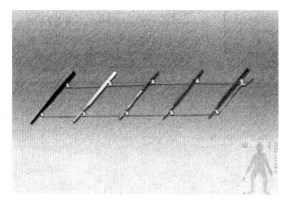

满城汉墓金银医针。现存于河北省博物馆
（选自张立剑《针灸史话》）

代初中期）中的"又南四百里，曰高氏之山。其上多玉，其下多箴石"，是关于石针的早期记载。随着古人操作技术的逐渐熟练，处理各类病状的经验也日益丰富，便开始以其他的工具代替砭石。在石针过渡到金属针之前，是有一段竹针的过程，故"针（鍼）"还写作"箴"。除此以外，古人还会就地取材使用骨针。到了夏、商、周，金属冶炼技术伴随着冷兵器时代的战争而发展，出现了金属材质的针具，出土最多的是青铜针。《黄帝内经》记载有九针之说，分别是镵针、员针、锓针、锋针、铍针、圆利针、毫针、长针、大针（一说为火针）。九针的形状与用途有关，一般以短而尖者用于刺络，以大而宽者用于切割排脓血，以粗而长者深刺放血，以圆而钝者按摩肌肤。岐伯、雷公、医缓、医和、扁鹊都是最早的针灸医家，由于年代久远他们留给后人的多为神话传说，其中最具传奇色彩的就是扁鹊。一个说法是，扁鹊是一种会治病的人面鸟。20世纪中叶，曾在山东省济南市的大观园中出土过东汉时期的扁鹊石像，石像上就是一只大鸟手持短棒，似九针之"锓针"，在给人治病。考古学家将其称为"大观园画像石"。据学者考证此处的扁鹊并非《史记·扁鹊仓公列传》中的秦越人，而是有"大古扁鹊"之称的岐伯。民间将传说中医术高超的医生皆称为扁鹊，并将其誉为"中华医祖"，赋予了他起死回生、出神入化的医疗技术和治病救人

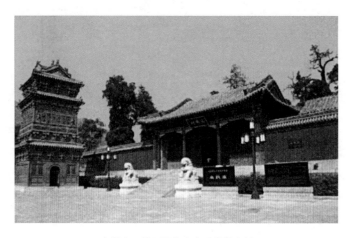

扁鹊庙，位于河北省内丘县神头村
（选自张立剑《针灸史话》）

的感人事迹。至今在我国河北、河南等大部分地区还保留着纪念神医扁鹊的鹊王庙、鹊王祠和各种民间传统的祭祀活动。

从《灵枢·九针十二原》可知，现代使用最普遍、最具代表性的毫针，在早期就是古人常用的九种针具之一，相较于其他八种针具，其针体细小，又称其为"微针"或"小针"。目前，临床上使用的毫针多为不锈钢制品，有一些医家偏好使用金或银合金材质的针灸针。毫针刺法指毫针的持针法、进针法、行针法、补泻法、留针法、出针法等完整的针刺方法，是针法中的主体。

毫针刺法，也包含了中国传统文化的元素，具有中国文化的象征意义。烧山火、透天凉、青龙摆尾、白虎摇头、苍龟探穴、赤凤迎源、龙虎交战，这些补泻手法的名称中透着文化气息和与大自然的息息相关。在古代，古人大致把天空分成四大区域：东方的星辰组合成一条龙的形象，称之为"青（苍）龙"；西方的星辰组合成一只虎的形象，称之为"白虎"；南方的星辰组合成展翅飞翔的鸟的形象，称之为"朱雀（鸟）"；北方的星辰组合成龟蛇纠缠在一起的形象，称之为"玄武"。青龙、白虎、朱雀、玄武，是古人眼中的四大神兽，被称为"四灵"。以此四兽命名手法，凸显了古人对手法的重视。从操作方式上看，龙体长而擅摆尾，故青龙摆尾是指着重于针尾上的动作；虎体重而多摇头，故白虎摇头是着重于针尖上的动作；龟动作缓而擅钻营，故苍龟探穴是指反复向各个角度钻探的动作；凤有翅而高翔，故赤凤迎源指的是针刺操作时手指一捻一放犹如小鸟振翅而飞。应在地理上，则以面南为基准，左青龙、右白虎、前朱雀、后玄武，是最佳的地理位置。故国人建房，均以坐北朝南为吉向，北屋为正房。龙在左，则捻针左转为龙；虎在右，则捻针右转为虎。龙虎交战，即是左转右转反复捻针的方

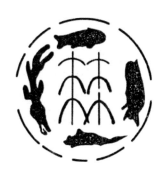

四神兽丰京瓦当。遗址位于陕西省渭河支流的沣河西岸
（选自于希贤《法天象地·中国古代人居环境与风水》）

法。其中在捻针次数上，还分九和六的倍数。因为古人认为，九为阳数，功能为补；六为阴数，功能为泻。所以，补法是以九数为基准，泻法是以六数为基准，为当时的手法操作术式提出了一个较为规范的准绳，它们的出现还是有一定的历史意义的。

随着时代的变迁，那些古代针具、针法大部分被今人归入故纸堆，当代医家与《黄帝内经》中记载的各种刺法产生了隔阂与疏离，在临床中甚至很少使用。然而，当代医家将古法结合现代医学理论并依托科技背景而研发出新的针具与手法，比如在针具方面，有新九针、耳针、梅花针、小针刀等；针对特殊部位在针法方面有揿针、小宽针、浮针、腕踝针、头针、眼针、腹针、脐针、舌针等。这些针具和刺法令古代针法在现代焕发出了新生。

（二）灸

艾灸，是用艾叶制成的易燃材料燃烧时产生的艾热刺激体表穴位或特定部位，通过激发经气来调整人体紊乱的生理生化功能，从而达到防病治病目的的一种治疗方法。从艾灸的定义中我们可以看出，艾灸有两个主角，"艾"和"灸"。艾，也叫艾蒿，多年生草本植物，叶子有香气，可入药，内服可做止血剂，又供灸法外用。灸法是中医外治方法之一，是以艾绒制品熏烤于穴位或患部。

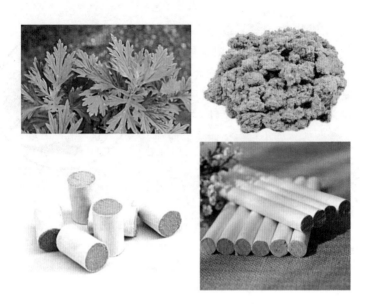

艾叶、艾绒、艾柱和艾条

1. 艾中的文化

假若说"杏"是中医之树，那么"艾"便是中医之草了。先人对艾还赋予诸多美誉，如《明史·节寰袁公传》"当事者冀其少艾，公（袁可立）自谓老当愈辣"，尊称长老为"艾"。《孟子·万章上》"知好色，则慕少艾"，形容年轻美貌女性为"少艾"。《诗经》"乐只君子，保艾尔后"，称保养为"保艾"。《史记·越王勾践世家论》"至于今诸夏艾安"，意思是：谓民生安定，宇内承平，把太平无事也写作"艾安"。可见先人对艾的厚爱。

艾草，古人叫冰台。据考证认为殷商以前，艾草常作为占卜工具，预测凶吉。古人在占卦之前，制冰取火，以艾为引。巫师用"天火"驱赶邪气，用艾草占卜。在古时的北方，巫术掌握在萨满手中，"蒿草卜"便是萨满运用蒿草杆预测凶吉的占卜术之一。西夏人"以艾灼羊髀骨以求兆"，名"炙勃焦"，即用艾草熏灼羊胛骨，以羊胛骨灼裂的纹路来判断吉凶祸福，故又被称为"死跋焦"。从这些艾草的最早应用来看，逐渐发展到用艾绒治病是很合乎情理的。

如果说取火和占卜是艾草在久远年代的应用，带有原始的神秘色彩，到了近代，艾草便逐渐融入人们的日常生活里。农历五月初五是我国传统的端午节，艾叶与端午节有着不解之缘，家家户户挂艾草，而且把艾草制成人形称为"艾人"，悬于空中，或剪成虎形，妇人争相佩戴，用以辟邪驱瘴。除了"驱邪"的说法，更重要的是与古代人对端午时节的"保健"理念有关。传统民俗节日端午节，除了纪念屈原，其实也是一个全民防疫祛病、避瘟驱毒、祈求健康长寿的大节日。时至今日，人们仍然保持着艾草辟邪的习俗。每年正月初一到十五和五月初一到初五施灸，可芳香辟邪、养神安眠、静心除晦、纳福招财。

自唐朝开始，《食疗本草》（成书于公元713—741年）便有食用艾草的记载："若患冷气，取熟艾面裹作馄饨，可大如丸子许，金疮、崩中、霍乱、止胎漏。"农历三月三是食用艾叶最佳的采摘期，约在清明节前后，人们会采摘新鲜艾叶做成食物。清明节，江南地区有吃青团的习俗。青团的由来据说始于太平天国年间，太平天国将领李秀成被清兵所困，农民将糯米与艾叶汁混合做成青色的团子供李秀成食用，竟发觉味道颇为不错。客家人食艾糍，赣州则爱做艾米果。广东的客家人用艾草的根煲汤，以祛寒暖胃。现代研究发现，艾叶中天然黄体酮的含量显著高于其他植物，尤其适合女性服用。安徽的部分地区，产妇有食用艾叶煮鸡蛋的习俗，孕期或坐月子期间食用以暖宫、理气血、调养身体。

古代人民还把艾叶当作天然植物染料使用，艾叶染出来的布料不仅颜色清丽，还有抗病驱邪的作用。

在现代医学高度发展的今天，艾叶的保健作用并没有被人们忘却。在湖南，端午节有用艾叶洗端午澡的习俗，以防病祛邪，祈求健康。而在湖北的蕲春地区，世代与艾相伴的当地人，家里刚出生的婴儿有用艾叶"洗三"的习俗，以洗涤污秽，消灾免难，祈求平安健康，代表着长辈对子孙的殷切祈愿。许多年迈的长者一直坚持用艾草泡脚，取家中储藏的艾草，入锅大火煮沸5分钟左右，温水浴足约20分钟，以温养身体，延年益寿。艾草已经成为中国人养生习俗中的重要内容，与中国人的生活水乳交融在一起。

2. 灸文化

灸疗的产生是在火的发现和灵活应用后形成的。《说文解字》云："灸，灼也。从火，久声。"考古学家在北京周口店发现灰烬和灼烧过的动物骨骼样本，这就说明，在 5 万年前的旧石器时代，我们的祖先就已经能够使用火来取暖、烤制食物。而有意识地使用灼烤方法来治病，则有赖于人工取火技术，这一技术在 1.8 万年前已经被山顶洞人所掌握。随着用火技术的熟练，人们逐渐发现火不仅能御寒、烤食，还发现爆燃到空中的火星粘在皮肤上，皮肤受到灼伤后竟然能够减轻身体的病痛，这就是烧灼疗法的萌芽。经过长期经验的积累，由于艾在古代占卜中的应用较多，艾又具有易燃的特性可以作为火种，逐渐地就把艾绒与烧灼疗法联系起来。古人选择了用艾叶捣出的细绒作为灸疗的主要材料，点燃后，对准体表的相应部位来施灸。长沙出土的马王堆汉墓帛书《足臂十一脉灸经》（成书于约公元前 770—前 476 年）是现存最早记载灸法的医学文献，说明早在先秦时期我国先人便可以熟练操作艾灸。《素问·异法方宜论》（成书于约公元前 722—前 221 年）中言"藏寒生满病，其治宜灸焫，故灸焫者亦从北方来"，说明灸疗的产生符合我国古人天人合一的生存理念。当人身处天寒地坼之地，周身气血循行涩滞，自然会出现瘀堵病症，因而温热的艾灸疗法自然大行其道。

灸法在春秋战国时期的盛行，可以从一则寓言故事中得到证实。据《庄子·盗跖》（成书于约公元前 369 年—前 286 年），当年孔子要去说服江洋大盗柳下跖，见面后未能说服，垂头丧气而归。在鲁国东门外，恰遇柳下跖的哥哥柳下季。柳下季关切地问他是不是被柳下跖羞辱了。孔子说：是的，我真是无病自灸啊。这里可以看出关于灸法的两层意思：一是当时灸法十分盛行，是治疗疾病的主要手段。二是当时灸法可以作为保健的手段，在无病时也可以灸。到了东晋时期，范汪著有《范东阳杂病方》，书中把"无病自灸"称为"逆灸"，至唐代孙思邈《备急千金要方》，提出入蜀地为官者，先要灸足三里，就可以保护自己不受当地的疫疠之气的侵扰。这些，就是我们现代保健灸的起源。

艾灸与我国文化和我国人民的生活有着天然的联系，民间广泛流传着"一根针，一把草，保你健康活到老""端午门前挂艾草，一年医生不要找"等谚语，从不同侧面反映了艾灸对民众生活的深刻影响，体现出它在民间的可见度和认知度。

（三）刮痧

20世纪前，刮痧是中国民间常用的一种治疗急症的方法。刮痧的"痧"字有两种含义：一是病症名，指痧症，如痧胀、痧气之类，指的是夏秋之间，因感受风寒暑湿之气，或因感受疫气、秽浊之气而见的身体寒热，头、胸、腹或闷或胀或疼痛，或神昏喉痛，或上吐下泻，或腰如带束，或指甲青黑，或手足直硬麻木等一类病症，有时也叫暑痧、痧筋、瘟痧、绞肠痧、疫痧。二是指痧象，刮拭后在皮肤上出现的潮红、瘀斑、血疱等印迹，也叫"出痧"，也有人将出麻疹叫做痧子。上述痧症往往起病较急，来不及送医，于是就有民间略知此事者就地取材，用铜钱、银圆、木梳子、牛角、瓷碗、瓷勺、蚌壳等，刮拭患者的胸颈、腰背、腹胁、头面、四肢等，令患者体内的瘀毒得到发散，进而缓解症状。刮是指动作，痧是指现象，刮痧就是采用特定的工具，在人体皮肤表面相应部位进行反复刮摩，直到皮肤出现红色斑点或瘀血斑块，以解除病痛、治疗疾病的方法。

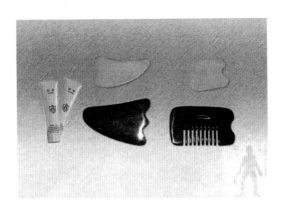

刮痧用具

（图片选自张立剑《针灸史话》）

　　早在《五十二病方》（成书于战国时期）中有多处采用"抚以布"的疗法，并谈及用汤匙对婴儿四肢抽动部位抚摩、擦拭，便是刮痧疗法的雏形。唐代文献中有用苎麻刮治疹症的记载，元、明两代已比较广泛地流传用汤匙、铜钱蘸水或油刮背部治疗腹痛等症的方法和经验。迨至清代，因疫疠之病盛行，温病疗法异军突起，外治上，刮痧疗法也就大为盛行，其标志是出现了一批论述痧症、介绍刮痧方法的专著，郭志邃的《痧胀玉衡》、王凯的《痧证全书》、释普净的《痧症指微》为清前期三大痧书，之后还有孙纪《痧症汇要》、徐子默《吊脚痧方论》、陆乐山《养生镜》等十多部专著。后期的刮痧也注重在中医理论的指导下施术，如清代的《理瀹骈文》就以刮背俞穴行脏腑经络之气治疗阳痧："阳痧腹痛，莫妙以瓷汤匙蘸香油刮脊，盖五脏之系，咸在于脊，刮之则邪气随降，病自松解。"刮痧法是古代砭石疗法或刺络疗法的发展，刮痧不仅仅是单纯的刮拭体表，还有撮痧、拧痧、抓痧、揪痧、掐痧等多种手法，甚至有时也需要放血，如郭志邃《痧胀玉衡》中治疗痧筋证，以三棱针刺痧筋出紫血，可排泄痧毒。

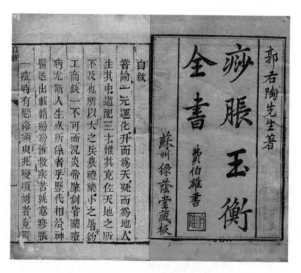

《痧胀玉衡全书》书影
（中国中医科学院图书馆馆藏清苏州绿荫堂刻本）

值得指出的是，我国许多少数民族历代聚居在高原、山林，对于急性发作性疾病，各族都传承下来各具特色的痧疗法。与汉族注重经脉相较，少数民族基于各自的文化更注重气、经筋的范畴，并且提倡使用就近取材、随手可得的物件做工具，如骨头、碗、镯子等。如彝族注重经头顶、中焦、脏腑、项背的各气路通畅，以铜钱、手镯蘸油、酒、水等刮患处和胸背部，致出痧以排出浊气保留清气。侗族注重调理人体的气和水，选用对应病性的食料、药汁为介质来刮痧，还喜用钳痧、挑痧、药水拍痧等技法。瑶族以诸病入脉的理论指导刮痧。畲族冷痧、热痧分治，对病情轻浅者刮痧、撮痧、淬痧和搓痧等，病情急重者结合针刺放血，体弱者用淬。土家族常以拍痧治疗流鼻血。黎族常用捻痧治疗感冒等。多种多样的民族刮痧技法是痧疗技术的重要组成部分。可以说，刮痧疗法是针灸医学中最具民间特色、最能反映中国民俗的一种自我治疗的医术。

20世纪90年代以来，在全球回归自然疗法的热潮中，刮痧疗法由经验刮痧发展成为在中医经络理论指导下的循经点穴、内病外治的辨证刮痧，在实践中扩大了刮痧疗法的应用范围，由原来的多用于治疗痧症发展到能够治疗内、外、妇、儿等科近400种病症，并且还涉足保健领域，用于消除疲劳、减肥、养颜美容等。刮痧疗法不仅存在在民间，也为广大针灸医生所掌握，作为治疗疾病的又一种选择。刮痧的现代机制研究表明，刮痧具有活血化瘀、调节免疫、改善新陈代谢等功能，这些为古老的刮痧疗法提供了科学的佐证。

（四）拔罐

拔罐疗法是以罐为工具，利用燃烧、抽吸、挤压等方法排除罐内空气，造成罐内负压，使罐吸附于体表特定部位（患处、穴位），形成局部充血或瘀血现象，而达到防病治病、强壮身体目的的一种物理治疗方法。

我国利用拔罐疗疾的最早记录可以追溯到汉代。湖南长沙马王堆汉墓出土的《五十二病方》中有多处关于"角"的文字，其中"牡痔"载："牡痔居窍旁，大者如枣，小者如枣（核）者方：以小角角之，如孰（熟）二斗米顷，而张角，絜以小绳，剖以刀，其中有如兔髓，若有坚血如拍末而出者，即已。"这里是说肛门旁长了痔疮，大的像枣，小的像枣核。以小角（小的动物犄角）拔在其上，约保留二斗米熟的时间，把角拿下，再用小绳系上，用刀切割下来。由于古人起初采用动物的角作为治疗工具，所以拔罐在最初叫做"角法"。在唐代，拔罐与针灸一样作为一门成熟的治疗技术而成为独立的临床科室。唐太医署设医、针、按

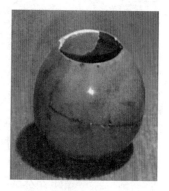

唐代耀瓷火罐，
现存于陕西医史博物馆
（图片选自张立剑《针灸史话》）

摩和咒禁 4 科，又将医科分为体疗、疮肿、少小、耳目口齿和角法（拔罐疗法）5 科，且角法一科的学制定为 2 年，是理论、操作和临床应用均比较系统完善的一门学问。到了宋金元时代，竹罐完全代替了兽角，拔罐疗法的名称，也从"角法"转变为"吸筒法"。从历代文献看，宋代以前拔罐主要用来治疗痈肿疮毒等外科病症，宋代医家开始将拔罐的适应证扩大到内科疾病。至清代，赵学敏的《本草纲目拾遗》、吴尚先的《理瀹骈文》、吴谦的《医宗金鉴》均记载了当时罐具的制造、拔罐的应用，说明拔罐疗法已经比较普及，已经能够治疗相当多的内科病证。中国中医科学院中国医史博物馆收藏了近百件不同年代的罐具，反映出一个现象：黄河流域制陶业发达，多使用陶罐，北方游牧民族多使用角罐，南方竹林丛生多用竹罐，又一次印证了一种医疗技术的产生是与人类生活环境有着密切关系的。

　　有趣的是，针刺、艾灸、刮痧起源于中国，没有人提出异议。但是在 2016 年里约奥运会上，美国游泳运动员菲尔普斯背上的拔罐印迹，引发了一场拔罐是否起源于中国的讨论。有研究者认为，追根寻源上讲，拔罐应该起源于人类的吮吸本能。从吮吸母乳到吸拔出体内的有毒体液，都是出于本能，为了生命的延续。古希腊早在公元前 8 到 12 世纪就有了"拔罐疗法"，因为他们认为人体内有

四种不同的体液，任何一种过多就会致病，因此需要随时吸拔出来。古印度文献《妙闻集》认为，人的体液会受到"风、胆、痰"三种致病因素的侵害：水蛭可以吸走因胆汁素而恶化的血液；动物之角可以吸走因风素而恶化的血液；葫芦可以吸走因黏液素而恶化的血液。其中，葫芦中置灯吸血，与拔罐利用负压的原理类似。活跃于公元2世纪的罗马科学家安提洛斯提出了"干杯吸法"和"湿杯吸法"。简单说来，前者不刺破皮肤，仅使用吸杯造成皮下淤血；后者则在划破皮肤后，再用吸杯将部分血液抽离身体。阿拉伯医学家认为，杯吸疗法在公元7—8世纪就盛行于中亚。著名医生阿维森纳所著《医典》（成书于公元1011—1013年间）中就记载了放血术和杯吸术。如此，有人断定，中国的"拔罐疗法"可能与蒙古西征、阿拉伯医学东传有关，因为中国的拔罐显然与"干杯吸法"更为相像。

尽管中国最早使用角法的文字记载只是一个关于痔疮手术的辅助疗法，但是无论如何它是使用兽角吸拔治病的不争的证据，只是此时的角法尚未发展到治疗内科病症，与其他古国的杯吸法的初衷有些不一致。但两者后来的发展却越来越趋同，都可以治疗除外科病之外的内脏病。然而，由于指导思想上的差异，中国的火罐疗法更注重运用脏腑经络腧穴理论作为指导，而西方的拔罐则是完全建立在"体液学说"基础之上。欧洲文艺复兴运动也带来了医学的革命，近代西方医学则向着解剖、生理、实验的方向发展，逐渐脱离了"体液学说"的轨道，建立在"体液学说"基础之上的杯吸法也就失去了发展的动力。反观中国传统医学的发展，一直是沿着朴素唯物主义和辩证法的方向发展，只有量的发展，没有发生质的变化，因此，具体治疗技术的发展反而走得稳健，走得越来越远。走到现代，中国仍然持有的这项医疗技术则对世界产生了较大的影响。世界各国都有自己的拔罐疗法，但是各自的发展结局却不一样。不同的地域有不同文化，不同的文化导致了不同的发展结局。

中国的拔罐疗法经过数千年的发展和不断完善，发展成为以中医辩证、循经选穴理论为指导的有效治疗技术，具有疏通经络、调节气血、补虚泻实等作用，不再只是针、灸、药、按摩等方法的辅助手段，以其简、便、验、速、无副作用等优点，成为单独治疗疾病的有效方法，尤其是在缓解肌肉的疲劳与疼痛方面有着独特的疗效。同时拔罐也成为中国广大民众用于自我保健的最常用的方法之一。

三、中医针灸传承的意义

中医药承载并丰富了中国传统文化，是世界非物质文化遗产中的佼佼者。中医针灸是世界上传播最广泛的人类非物质文化遗产项目，保护、继承、传播中医针灸的意义不仅仅在于弘扬中华民族优秀文化，而且能够为提高全人类的健康提供有力的武器。

1. 有助于提高中华民族优秀传统文化在国际上的可见度和认知度

文化是一个民族的灵魂和血脉。纵观绵延五千年的历史长河，中华民族曾经创造过饮誉世界的优秀传统文化，这是历代民众长期传续下来的实践经验和知识体系，这是中华民族生存状态、生活方式和思维方式的外在表现形式，包含了中华民族的历史记忆和知识体系，其中包括至今仍屹立于世界医学之林的中医药学，是华夏祖先留给后人宝贵的精神财富，是凝聚中华民族的精神纽带，也是世界文明的重要组成部分。

中医药是中华民族特有的对生命及其与自然关系认知智慧的典型代表，在中华民族防治疾病方面发挥了巨大的作用，已成为具有世界影响力的中华文化标志之一。如中医药古籍《本草纲目》，在18—20世纪期间，被全译或节译成英、法、德、俄、韩等20多种语言文字，再版100余次，在全球广泛流传，被许多领域的学者关注和研究。中医药不仅是我国独特的医疗卫生资源、潜力巨大的经济资源、具有原创优势的科技资源，而且是重要的生态资源和优秀的文化资源。中医药以其独特的民族性、地域性、传承性、包容性和认同感在世界文化中独树一帜，成为中华文化走向世界的名片和向导，是推进中华文化屹立于世界文化之林的重要力量。

"中医针灸"列入代表作名录，有助于我国履行《公约》缔约国的责任和义务，在《公约》框架下做好对非物质文化遗产的保护，落实有关的保护政策和加大资金支持，强化国内各级组织来落实满足遗产持有人传承和保护遗产意愿的具体措施，为传承创造有利条件，改善传承现状，使针灸传统的认知与实践持续地传承发展，并得到更多的理解与尊重，有效地提高其认知度。同时也能提高国际对"中医针灸"非物质文化遗产的更广泛认同和尊重，提高民族文化的自豪感和保护意识，促进传统针灸的保护、传承和未来的发展。

2. 有助于增进中国传统文化与世界其他文化间的对话与交流，促进文化多样性

人类曾经拥有的文明成果、生存环境、经济资源、文明和文化意识，均是人类进化发展过程中形成的文化遗产，文化遗产是不可再生的珍贵资源。

在世界科学文化的园圃里，植根于中华民族传统文化土壤的中医药堪称古朴苍劲、枝繁叶茂的一枝奇葩。虽历经几千年的风霜雪雨，仍然芬芳馥郁。在现代医学之前，很多文明古国都有自己的传统医学，例如中国的中医药、印度的寿命吠陀医学、希腊和阿拉伯的尤那尼医学等。世界卫生组织将传统医学定义为：利用基于植物、动物、矿物的药物及精神疗法、肢体疗法和实践中的一种或者多种方法来进行治疗、诊断和防治疾病或者维持健康的医学。在当今世界上有些国家的传统医学已经衰落，而中国的传统医学在回归自然的大潮流中日趋兴旺，独树一帜，这充分体现了中医药具有强大的生命力。世界卫生组织目前在亚洲设立的 15 个"世界卫生组织传统医学合作中心"中有 13 个和中医药有关，其中 7 个设在中国。中医药承载并丰富了中华文化，是非物质文化遗产的典型代表。

面对全球经济一体化的挑战，中医药正在融入世界，造福于世界人民。针灸是中医药的一个重要组成部分，是在中国起源、形成、发展起来的一个具有悠久历史，带有鲜明中国文化特质并代代相传的中医学知识体系。据史料记载，从南北朝开始，中国的针灸开始走向邻国、走向世界。当前，中医药已经传播到世界 196 个国家和地区，针灸已成为中医药走向世界的先导。

中医针灸，作为民族文化和创造力的代表形态之一，列入"人类非物质文化遗产代表作名录"，有利于这一遗产发挥与《保护非物质文化遗产公约》缔约国在内的国际社会开展对话、增进互相尊重的媒介作用，增进中国传统文化与世界其他文化间的对话与交流。另一方面也有助于通过举办国际学术会议、培训、合作研究等形式，促进针灸向世界传播，整体提高非物质文化遗产的可见度和认知度，是推动中医针灸在世界上健康发展，保护文化多样性的一种有效方式，对维护世界文化多样性和人类的可持续发展发挥更为积极的作用。

3. 有助于从文化层面更好地总结传承，促进中医针灸发展

"中医针灸"列入"人类非物质文化遗产代表作名录"为针灸的传统理论和技法提供了平等存续与发展的环境。针灸是我国古代劳动人民创造的一种独特的医疗方法，有着悠久的历史。在长期医疗实践中形成了关于经络、腧穴与腧穴主病的理论，产生了一系列治病的方法。作为一种医疗手段，针灸在中华民族的防治疾病中做出了巨大的贡献；作为一种文化，针灸堪称是世界文化遗产中的一枝奇葩。然而，传统的针灸疗法发展至今，一方面随着现代科学技术方法的引入，针灸被赋予了很多新的内容，如电针疗法、激光针灸、穴位注射、腧穴药物贴敷、腧穴磁疗、腧穴红外辐射等等，这些治疗方法的配合使用，提高了针灸的治疗效果；另一方面，针灸传统技法和经络腧穴相关的治疗方法却越来越少地被现代针灸医生所运用，各种散落在民间的家传针刺技法、绝技也大多后继乏人，逐渐濒临失传、绝迹。针灸是中医药走向世界的先导，虽然中医针灸被越来越多的人使用，但是随着现代科学技术手段和现代医学知识的普及，中医针灸理论及其文化内涵却被忽略和淡化，近年来，国际上针灸的发展已经出现了"去中国化""去经络化"的苗头。因此，原汁原味的针灸治疗技艺的传承与保护已经迫在眉睫。

"中医针灸"列入"人类非物质文化遗产代表作名录"对于中医针灸的推广发展是一个良好的契机。提高国家对针灸文化传承和保护研究的投入，从文化层面系统整理传承流派，开展针灸文化和

理论研究，做好针灸的文化传承保护，创新医术，推动中医药医疗、教育、科研、产业、文化全面发展。

4．有助于提高中医的共享度，造福世界人民

随着《公约》精神被越来越多地理解、文化多样性的价值被越来越多地认识，针灸在被更大范围内共享的同时，中医针灸的自然、绿色健康理念与方法在当今医学大环境下得到更多的了解、理解和尊重，为针灸的传统理论和技法提供平等存续与发展的环境，为更多民众的生命健康保障增添了一种安全有效的选择。

以天人合一的整体观为基础的针灸，通过非药物的物理刺激激发人体自我调节功能而实现健康的目的，为人类生命健康做出了重要贡献。"中医针灸"作为人类有关自然界和宇宙的知识和实践最具代表性的文化表现形式之一，不仅是中国的文化遗产，也是人类共有的文化遗产。随着中国的进一步对外开放和中华文化走向世界，中医药对外交流和合作将不断深入，民众对中医药的认知度和使用度将不断提升，使这一优秀的非物质文化能为更多的民众服务，中医针灸的共享度得到提高，将为人类的健康事业做出更大的贡献。

参考文献

[1] 朱兵，黄龙祥，杨金生，等．"中医针灸"申报人类非物质文化遗产代表作名录文本解析 [J]．中国针灸，2011，31（3）：193-197.

[2] 杨金生，王莹莹．中医针灸传承集粹 [M]．北京：中国中医药出版社，2015.

[3] 张介宾．类经图翼 [M]．北京：人民卫生出版社，1965：144.

[4] 李经纬，孙学威．铜人腧穴针灸图经 [M]．北京：中国书店，1987.

[5] 黄龙祥．黄帝明堂经辑校 [M]．北京：中国医药科技出版社，1987.

[6] 李鼎．循经考穴五十年 [M]．上海：上海浦江教育出版社，2013：155.

[7] 马继兴．针灸学通史 [M]．长沙：湖南科学技术出版社，2011.

［8］李学川. 针灸逢源 [M]. 上海：上海科学技术出版社，1987.

［9］张立剑. 针灸史话 [M]. 北京：人民卫生出版社，2010.

［10］靳士英，金完成，靳朴. 针灸经络穴位图解 [M]. 北京：人民军医出版社，2012：10.

［11］余云岫. 古代疾病名候疏义 [M]. 北京：学苑出版社，2012.

［12］佚名. 山海经 [M]. 北京：华夏出版社，2005：81.

［13］司马迁. 史记 [M]. 北京：线装书局，2006：434-441.

［14］张显清. 明嘉靖"大礼议"的起因、性质和后果 [J]. 史学集刊，1988，32（4）：7-15.

［15］张国钧. 孟子的家庭伦理思想简介 [J]. 道德与文明，1985，3（3）：16-17.

［16］赵沛霖. 关于《诗经》祭祀诗祭祀对象的两个问题 [J]. 2002，44（5）：111-114.

［17］汪春泓.《史记·越王勾践世家》研究：兼论文学和史学之间的边界问题 [J]. 东吴学术，2018，46（3）：100-107.

［18］高志平. 艾灸源流说 [J]. 北京中医药大学学报，2017，40（1）：16-19.

［19］色音. 萨满教与北方少数民族占卜习俗 [J]. 西域研究，2001（2）：93-95.

［20］赵小明. 略论西夏的占卜信仰 [J]. 青海民族大学学报（社会科学版），2013，39（4）：102-108.

［21］周庆兰，樊志民，齐文涛.《食疗本草》食疗思想研究 [J]. 农业考古，2018（6）：189-194.

［22］金晓蝉，田岳凤. 艾草与中国传统文化 [J]. 中国民间疗法，2018，26（9）：45-46.

［23］刘莹.《说文解字》火部字研究 [D]. 大连：辽宁师范大学，2014.

［24］洪宗国. 艾灸溯源 [J]. 中南民族大学学报（自然科学版），2014，33（4）：47-51.

［25］王保成.《素问·异法方宜论》的学习应用心得 [J]. 中国中医药现代远程教育，2011，9（11）：10-11.

［26］徐家淳，李岩，赵祥斐，等. 浅谈灸法禁忌的历史沿革 [J]. 中华针

灸电子杂志, 2013, 2（5）: 238-240.

[27] 林玉敏, 江钢辉. 艾灸气海、关元穴治疗慢性疲劳综合征的临床疗效及其对大鼠免疫功能的影响 [J]. 广西医学, 2017, 39（10）: 1546-1549.

[28] 王青山.《庄子·盗跖》（一）的寓言特色 [J]. 内蒙古教育学院学报, 1992（3）: 49-51.

[29] 刘春强, 陆云飞. 瑶医与中医刮痧疗法比较探析 [J]. 中国中医基础医学杂志, 2015, 21（5）: 544-545, 556.

[30] 杨金生, 王莹莹, 赵美丽, 等. "痧"的基本概念与刮痧的历史沿革 [J]. 中国中医基础医学杂志, 2007（2）: 104-106.

[31] 张志聪. 侣山堂类辩 [M]. 南京: 江苏科学技术出版社, 1982: 46.

[32] 范行准. 中国病史新义 [M]. 北京: 中医古籍出版社, 1989: 289.

[33] 郭志邃. 痧胀玉衡 [M]. 北京: 人民卫生出版社, 1995: 1.

[34] 纪征瀚. 古代"痧"及治法考 [D]. 北京: 中国中医科学院, 2008.

[35] 包来发. 痧症简史 [J]. 上海中医药大学学报, 2003, 17（1）: 17-19.

[36] 葛洪. 肘后备急方 [M]. 天津: 天津科学技术出版社, 2005: 226.

[37] 马王堆汉墓帛书整理小组. 五十二病方 [M]. 北京: 文物出版社, 1979: 42.

[38] 陈自明. 外科精要 [M]. 北京: 人民卫生出版社, 1982: 85.

[39] 莫应武. 壮医痧证初探 [J]. 广西中医药, 1990, 13（3）: 28.

[40] 张介宾. 景岳全书 [M]. 上海: 上海科学技术出版社, 1988: 373.

[41] 丹波康赖. 医心方 [M]. 北京: 人民卫生出版社, 1955: 192.

[42] 曾育麟. 不是刮痧是刮痧 [J]. 中国民族民间医药杂志, 2001（50）: 125-126.

[43] 纪征瀚. 近20年来中国大陆刮痧热初探 [J]. 中国科技史杂志, 2014, 35（4）: 484-495.

[44] 富士川游. 日本医学史 [M]. 东京: 日新书院, 1941: 581-583.

[45] 王敬, 杨金生. 中国刮痧健康法——378种病症临床治疗大全 [M]. 北京: 中国医药科技出版社, 1994: 5.

[46] 廖育群. "杯吸"与"蛭吸"的中外比较研究 [J]. 中国科技史杂志, 2010, 31（3）: 257-272.

[47] 赵学敏. 本草纲目拾遗 [M]. 北京：中国中医药出版社，2007：21.

[48] 白兴华，安杨. 问道针灸 [M]. 世界图书出版公司，2018：1.

[49] 王焘. 外台秘要方 [M]. 太原：山西科学技术出版社，2013：693.

[50] 马继兴. 中国出土古医书考释与研究 [M]. 上海：上海科学技术出版社，2015：257−258.

（本章撰稿：李　辰　郝　洋　李　萌　王莹莹　刘炜宏）

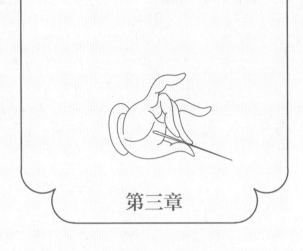

第三章

针灸非物质文化遗产项目与代表性传承人

　　传承是根，创新是魂，传承是非物质文化遗产保护的基本特点，而传承人是非物质文化遗产保护与传承的重要力量，是非物质文化遗产保护的核心载体。传承人担负着非物质文化遗产的保护与传播的权利与义务，在非物质文化遗产传承保护中充分发挥这一群体的作用是至关重要的。在联合国教科文组织的非物质文化遗产项目申报中强调必须明确具体的传承人，其意义就在于此。传承也是中医学术发展的规律，"中医针灸"的代表性传承人，是将中医理论与当今临床实践相结合的典范，是中医学术和临床发展较高水平的代表。

　　截至 2021 年底，我国国家级非物质文化遗产名录中已经有将近 150 项特殊的中医、针灸技艺，并陆续推出了代表性传承人。如，2006 年推出王雪苔、贺普仁；2008 年推出刘光瑞、乌兰、阿古拉（蒙医药）；2011 推出陆焱垚；2014 年推出金瑛、尼玛才让（藏医药）；2018 年推出郭诚杰、李鼎、田从豁、石学敏、张缙。目前，我国针灸类的非遗项目分为四个等级：联合国教科文组织，中国国家级，各省自治区直辖市级，各地市及以下级。现在把联合国和国家级项目及其代表性传承人介绍如下。

一、世界级人类非物质文化遗产项目及其代表性传承人

　　项目名称：中医针灸（Acupuncture and moxibustion of traditional Chinese medicine）

　　入选编号：00425

　　列入年份：2010 年

　　地　　区：亚太

　　国　　别：中华人民共和国

　　代表性传承人：程莘农、郭诚杰、贺普仁、张缙

　　保护单位：中国针灸学会

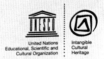

Convention for the Safeguarding of the Intangible Cultural Heritage

United Nations
Educational, Scientific and
Cultural Organization
Intangible
Cultural
Heritage

The Intergovernmental Committee for the Safeguarding of the Intangible Cultural Heritage
has inscribed

Acupuncture and moxibustion of traditional Chinese medicine

on the Representative List of the Intangible Cultural Heritage of Humanity
upon the proposal of China

*Inscription on this List contributes to ensuring better visibility of the intangible cultural heritage
and awareness of its significance, and to encouraging dialogue which respects cultural diversity*

Date of inscription
16 November 2010

Director-General of UNESCO
Irina Bokova

入选联合国非物质文化遗产名录证书——中医针灸

（一）项目概要

针灸是传统中医的一种医疗手段，除在中国得到广泛应用之外，在东南亚、欧洲和美洲地区也有实践。针灸理论认为，人体如同一个由各种经络连接起来运行的小宇宙，通过物理刺激经络，就有可能促进人体的自我调节功能并为病人带来健康。刺激方法包括用艾绒点灸或用针刺这些经络的穴位，促进身体重新恢复平衡，进而达到预防和治疗疾病的目的。针灸时，视各人具体情况选择用针，然后用针刺激穴位。艾灸通常分为直接灸和间接灸，也就是把艾炷直接放在穴位上，或把艾条放在靠近体表的距离，灸烤选择的区域。艾圆筒和艾条是用干艾蒿叶制成的。针灸在师徒之间或家族成员之间，通过口头讲授和实际演示进行传承。目前，针灸的传承也包括在了正规学历教育系统中。

（二）代表性传承人

1. 程莘农

程莘农（1921—2015），男，著名针灸学家。曾任中国中医科学院荣誉首席研究员、教授、主任医师、博士生导师，中国工程院院士，中央文史研究馆馆员，第六、第七、第八届全国政协委员，享受国务院政府特殊津贴，首届国医大师，"中医针灸"人类非物质文化遗产代表作名录代表性传承人，中国北京国际针灸培训中心名誉主任，中国中医科学院针灸医院名誉院长，中国

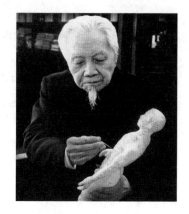

程莘农

中医科学院针灸研究所原经络临床研究室主任，针灸教学研究室主任。

程莘农，原名希伊，出生于江苏淮阴（今淮安市）的一个知识分子家庭。1931年随父攻读中医书籍，1936年拜著名老中医温病专家陆慕韩为师，学习内科和妇科，1939年独立挂牌应诊。1948年获得民国考试院中医师证书。1953年从清江（淮阴）市中西医进修班结业。1955年考入江苏省（南京）中医进修学校（今南京中医药大学）第一期医本科进修班，1956年毕业后留校任针灸学科教研组组长、教师。1957年调入北京中医学院（今北京中医药大学）任针灸教研组组长，兼附属东直门医院针灸科组长、副主任、主任医师、教授，统管针灸教研、临床工作。1976年调到中医研究院（今中国中医科学院）后到针灸研究所从事针灸临床、教学、科研工作。1990年获国务院特殊津贴。1994年当选首批中国工程院院士，是当时针灸界唯一的一位院士。1998年被聘为中央文史研究馆馆员，2008年被授予"首都国医名师"荣誉称号，2009年获首批"国医大师"荣誉称号，2010年入选联合国教科文组织人类非物质文化遗产代表作名录——中医针灸项目的代表性传承人。

（1）学术贡献

幼承庭训的教育环境使程莘农具备了坚实的中医基础理论功底，这一优势也使他在针灸研究方面得心应手。经过长期的医疗教学实践，他总结针灸要以辨证论治为基础，理、法、方、穴、术五位一体，"缘理辨证、据证立法、依法定方、明性配穴、循章施术"。理：依病候部位，考经脉循行，归经辨证；法：依病证立法，善用补泻温清升降六法；方：依治法定方，君臣佐使，大小缓急奇偶复；穴：依处方选穴，主穴配穴，随症加减；术：依穴定术，三才针法，因人而异。如此不仅创立理、法、方、穴、术的针灸辨证施治体系，而且丰富和完善了中医理论对针灸学科的指导和应用。

（2）科研成就

从 20 世纪 60 年代起，程莘农便开始了关于"经络"的研究工作，此一开始，便终其一生。1960 年，他便采取了多中心研究策略联合 262 家医院搜集病例，从临床中经络敏感现象着手，将搜集到的 81 例病案与《灵枢·经脉》篇记载的经络循行路线进行对照，发现基本一致，为后续的研究打下基础。此后，程莘农被正式任命为临床经络研究室主任，并在二十世纪七八十年代，在经络感传的研究中取得了客观证明，在当时的国际学术界产生了极大的影响，并为现代生物学提出了新的课题。"八五"期间（1991—1995 年），程莘农被国家科委聘为首席科学家，结合人群普查，按照各种生物学研究指标，借用现代物理学（如声、光、电、热、磁、核等）研究手段，再次证明了经络的客观存在。程莘农在经络研究方面的突破不仅一次次带给其他研究人员新的契机，而且也给自己带来了诸多荣耀和表彰，其中"十四经穴点穴法"课题曾获原卫生部科技成果乙等奖，"循经感传和可见经络现象的研究"课题曾获国家中医药管理局一等奖，"经络的研究"课题曾获北京市科学技术奖二等奖。在腧穴研究方面，程莘农与杨甲三合作撰写出《经络、腧穴研究》《十四经穴点穴法》，根据后者所拍成的电影获得原卫生部科技成果二等奖。

由于他在科研、临床、教学等方面的卓越工作，在 1990 年，以古稀之龄获得了世界文化理事会"阿尔伯特·爱因斯坦世界科学奖"，并在 1994 年当选为首批中国工程院院士，并被聘为中央文史研究馆馆员。而在耄耋之年，他仍然身兼临床、教学、科研与管理数职，还多次主持国家级、部级科研课题。国家攀登计划"经络的研究"中他任首席科学家，此外，他还是国家名词委中医药专业委员会委员、中国国际针灸考试委员会副主任委员，参与了中国及世界卫生组织的《针灸腧穴名称与部位》的研究工作。

（3）临床成就

程莘农在 70 余年的临床实践中，形成了自己独特的针刺方法，即三才针法。此套针法包括三才选穴、动手探穴、指实腕虚持针法、三才进针法、震颤补泻法和飞旋行气法，三才一体，得气为先。他指出针刺时，要通过辨证来确定进针的深浅，灵活地掌握针刺方向，辅以提插、捻转和震颤 3 种得气手法，使气归至病所，达到予补予泻的目的实现补泻。他在操作中对补泻操作的强度进行量化，结合描述、操控针刺的深浅、方向等，形成一套完整的"程氏三才针法"，而异于古人的"三才进针法"。

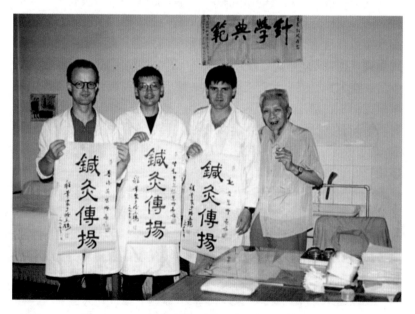

程莘农将墨宝赠予留学生

程莘农重视临床疗效，得气为上、以用为本是他最为看重的部分，对于内科、妇科有自己的诊疗特色，创新了中医针灸对许多疑难病症的诊治思路，总结了据症取穴、压痛选穴、病症结合选穴、原络配穴和俞募配穴和奇经八脉证治经验，并创立了在临床上所特有的"一窍开百窍法""通调四关法""八穴镇痛法"及"程氏三才针法"等。在临床实践中，他主张要认证主穴不移，配穴灵活加减；按照体位变化，重视骨度取穴；学习他人用穴，注重实际效果。

（4）海外传播

由程莘农主编的《中国针灸学》一经问世便风靡海内外，被译为英、法、西等多种语言的教材，成为多个国家针灸水平考试或针灸资格考试的指定教材。为推动针灸走向国际，扩大学术影响，程莘农还先后应邀前往日本、印度以及美、英等十几个国家的几十个城市进行讲学和考察，在国际上获得较高声望。他曾任加拿大传统针灸学院名誉教授、美国美东中医针灸师联合会名誉理事、南斯拉夫针灸学会名誉主席、挪威针灸学校名誉校长等。除了事必躬亲地参与教学，他还为国家培养了20余名针灸专业的硕士与博士研究生。现在，这些研究生们都成为国内外享有盛誉的针灸专家，那些远走海外的学生如今传播祖国传统医学文化的火种，薪火传承着程莘农的学术思想。

2. 郭诚杰

郭诚杰（1920—2017），男，著名针灸学家。曾任陕西中医学院教授、主任医师，为全国首批老中医药专家学术经验继承工作指导教师，第二届"国医大师"。曾任中国针灸学会荣誉常务理事，陕西针灸学会副会长，陕西省卫生厅高级职称评审委员会委员，曾荣获陕西省劳动模范、陕西省科委优秀工作者、陕

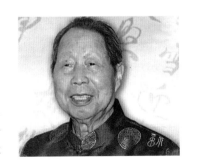

郭诚杰

西省高教系统及陕西中医学院先进工作者等荣誉称号，享受国务院特殊津贴。从事中医针灸临床、教学和科研60多年。

郭诚杰出生于陕西省富平县郭家堡。20世纪40年代，进入富平县庄里镇大众药房任店员、副经理，在药店工作时期，开始接受别鉴堂的医学指导，复又拜师于贾汉卿、胡向荣门下。20世纪50年代，他加入富平县卫协会，开始在富平县庄里镇行医，并先后进入咸阳、西安的中医进修学校进行系统学习。35岁，任富平县庄里镇中西医诊所所长、富平县卫生院中医师。60年代，任陕西中医学院针灸系教师、附属医院针灸医师。70年代以后，先后出任陕西中医学院针灸教研室副主任、针灸经络研究室主任、针灸系主任；80年代晋升为教授和主任医师。

（1）临床成就与学术贡献

郭诚杰主张临床实践，反对空谈理论，认为中医学理论来源于历代医家的实践、总结，他几十年如一日地不脱离临床。他诊治患者时，总是一丝不苟，洞悉全局又善抓重点，运用中医学阴阳、脏腑、经络、气血理论，结合现代诊疗技术，将辨证与辨病相结合，明确诊断。临证之时，当用针则用针，当用灸则用灸，当针药并用亦不拘泥，尤其在诊治乳腺病方面，得心应手，疗效显著。

在临床中，他既注重理论指导，又善于总结与提高，探索其规律，做到了临床不间断，探索不停止，总结不歇笔，共发表论文40余篇。先后主持编写了《针灸学讲义（西学中教材）》《针灸新疗法》《针刺治疗提要》《近年来国内外针灸学术进展简况》等10余本校内教材，撰写《乳腺增生病的针灸治疗》《针药并治乳房病》《现代经络研究文献综述》，先后主编《针灸学》等全国高等中医药院校教材3部。

（2）科研成果

郭诚杰不但从临床实践中验证针灸治疗乳腺增生病的疗效，而且在国内率先开展针灸临床研究和动物实验研究，相关课题荣获1978年陕西省高教系统科技成果奖一等奖。除此以外，他的论证雌二醇升高是本病主要致病因素之一，针刺有拮抗雌二醇升高作用的实验成果，曾荣获国家中医药管理局科技成果奖二等奖；论证针刺可减少抗癌药物的副反应的实验成果，曾荣获陕西省卫生系统二等奖。另外，他研制的乳腺增生治疗仪，曾荣获陕西省电子工业厅二等奖。

3. 贺普仁

贺普仁（1926—2015），男，著名针灸学家。国医大师，曾任北京中医医院主任医师、中国针灸学会高级顾问、北京针灸学会会长、中国国际针灸考试中心副主任等职。

贺普仁，字师牛，号空水，出生于河北省涞水县石圭村的一个农民家庭。为谋生计，14岁投身北京负有盛名的针灸医生牛泽华门下为徒。在中国传统文化的熏陶和老师牛泽华先生的指导下，小小的贺普仁就明白想要取得成就，就要比别人付出更多的努力。他通学儒家经

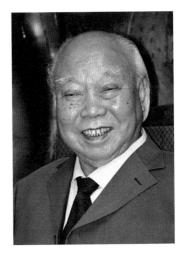

贺普仁

典，熟读《内经》《难经》《针灸甲乙经》，博览历代针灸医家典籍，终于在22岁时独立悬壶应诊。在中华民族优秀传统文化熏陶下，"不为良相，愿为良医"的观念深深地烙在贺普仁的心中，他始终将治病救人、关爱众生作为自己的人生志向。

（1）学术贡献及临床成就

当提起贺普仁时，不由得就会想到他治法中的精髓——"贺氏针灸三通法"。该法基于"病多气滞，法用三通"的理论，以毫针微通、火针或艾灸温通、放血强通三种治疗方式分别或联合使用，将经络阻滞不通、气机条畅受阻所致各种疾患予以针对性治疗。对于繁杂的疾病，他认为其病机多为气滞，气机通调，病变痊愈。因此，他在临床中提出了"三通"之法，此法是以其"分调合施，治神在实"的学术思想为指导，以毫针微通、火针或艾灸温通、放血强通这三种不同程度刺激方法作为通调方法，正是"分调"的根本所在：微通法以渐调为主，温通法以扶调为主，强通法以速调为主。同时，注重与艾灸、汤药的和合而施，临证多取显效。对于针灸最为注重的调神理论，他给出了至简的说明，认为"治神在实"。"治神"治的是脉气之神，"守神"守的是脉神之变。"治神在实"

指的是在临证时关于"神"的自治与他治，自治是指医家的"自守"，他治包括"察"与"调"。其学术成就的核心在于扩展治疗病种，提高临床疗效，突破治疗禁区，攻克疑难顽症。此外，他从针灸古法九针治病出发，发现火针疗法恰能弥补毫针和放血之不足。他特意考校典籍，自制贺氏火针，整理出了几近失传的火针疗法，并在实践中不断摸索，终于使火针在临床上取得满意的疗效并得到广泛应用，特别是在治疗乳腺癌、帕金森病、运动神经元损伤等疑难病方面显示出较好的功效。

　　贺普仁未接受过正规的学历教育，不具有现代教育背景的优势，但他刻苦钻研针灸之心非常人可比。贺老博览群书，中医学术功底深厚，尤其嗜好收集各种针灸古籍，重视"医以文传"，将其毕生所学所用落于纸面，一生发表论文 20 余篇，著有《针灸治痛》《针具针法》《灸具灸法》等学术专著，即便在年逾八旬时虽已卧病在床仍笔耕不辍，亲自指导《中华针灸宝库——贺普仁临床点评本》的编写。由于长期重病在身，他就请自己的女儿逐字逐句把稿子读给他听进行推敲，提出宝贵的修改意见，在需要修正的地方做好批注进行修改。经过七年的艰辛工作《中华针灸宝库》终于编写完成，分为明、清两卷，共有 30 分册。本套丛书规模宏大，收录了多部孤本、善本，首次从临床实用的角度对明清针灸古籍进行全面点评分析，具有极高的临床应用价值、学术研究价值、文化价值和划时代的历史意义，为明清时期针灸文献的系统整理填补了空白。几十年来，贺普仁潜心研究武功和针灸的结合，以八卦掌的特点和混元一气的内功，锻炼增强指力、腕力，为他日后的快速无痛进针法打下了基础。对于针灸临床处方，他提出"针方无主配"，不宜套用"君臣佐使"的观点来简单地分配腧穴的治疗"地位"，主张精简取穴，处方需融合穴位与刺法，不宜舍刺法重取穴。贺普仁主张以简驭繁、抓住中心才可以运用自如、自我提升。

　　（2）科研成果

　　"贺氏针灸三通法"获得中国针灸学会、北京市多项奖项，为提升针灸疗效做出了贡献，也为贺普仁赢得了许多荣誉。然而，他并不因此满足而止步不前。他以自己的面貌、身形为模特研制出贺氏针灸铜人，高 175cm，重 225kg，身高、骨骼、肌肉完全按照 1∶1 比例呈现，融和现代人体解剖学和西方人体雕塑学，按人体实际比例由青铜浇铸而成的。铜人全身分布经络 14 条，标注穴位名称 361 个。与古代铜人相比，穴位更贴近现代人体实际，是一件针灸教学的有效工具，为针灸教学的规范化和标准化做出了一定的贡献，具有较高的学术价值。

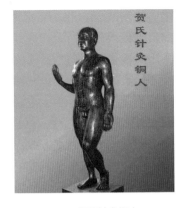

贺氏针灸铜人
（贺普仁传承人贺林提供）

4．张缙

张缙（1930—2021），男，著名针灸学家。研究员、主任医师，博士研究生导师，享受国务院特殊津贴，是全国老中医药专家学术经验继承工作指导老师，全国针法灸法学科带头人。曾被评为国家级有突出贡献的中青年专家，曾任中国针灸学会第一、第二、第三届常务理事，中国针灸学会针法灸法分会主任委员，中国国际针灸考试委员会委员，中国针灸学会顾问。

张缙出生于辽宁省黑山县半拉门镇的商人家庭。从小热爱读书，手不释卷，为他日后从事古典文献研究打下了基础。他又从不拘泥，屡屡突发奇想，勇于发表见解。1951 年，张缙毕业于沈阳

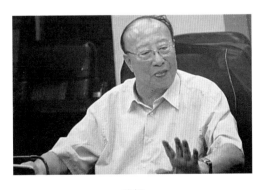

张缙

中国医科大学，作为一名外科医生参加了抗美援朝战争。在此期间，他偶得朱琏所著《新针灸学》并结识了一位王姓针灸医生，王先生向他讲授了包括指力练习在内的针灸学习方法，业余时间张缙便开始自学。初次用针便治愈了一名战友的重症胃痉挛，其后，他又在临床中屡试不爽，治愈多名病患。从此，张缙以擅用针灸治疗病患闻名于部队之中。1954年，张缙赴北京参加了卫生部举办的全国医学院校高级针灸师资培训班。1956年，调入黑龙江省祖国医药研究所（现黑龙江省中医药科学院）工作，从此他与针灸结下一生的缘分。

（1）学术贡献与临床成果

如果说王先生与《新针灸学》使张缙对针灸产生了兴趣，那么在北京学习的经历中，高凤桐、孙震寰就是他走入针灸殿堂的领路人，而郑毓琳所展示的绝妙针法令他痴迷于针刺手法，最终使他在研究针刺手法中获得无限乐趣，取得成功。通过日复一日的钻研、揣摩，他总结出了练习针刺基本功的基本要求——"守神练针"，提出了"针是力的载体，指力贯针中，力在针尖，针随力入穴的带力进针程序"。

关于针刺得气的理论依据，张缙认为《黄帝内经》中存在着两个经脉循行，一是肺肝流注循行，即由手太阴肺经起到足厥阴肝经止，如此周而复始、如环无端的循行，这主要指的是营血的循行；一个是井合流注循行，即按五输穴（井、荥、输、经、合）由井穴开始向心而行。这第二个流注循行对于针刺手法来说尤为重要，它就是针刺得气和气至病所的经络依据。

关于针刺手法，张缙认同源于《黄帝内经》的说法，可以分为"针刺得气""单式手法"和"寒热手法"，而补泻在此是治则而非方法。其中，"针刺得气"是取效关键；"寒热手法"则需将《灵枢·九针论》《灵枢·小针解》《素问·针解》三篇合参方可解释清楚。总体来说，"徐而疾则实""疾而徐则虚"，徐入是取热，徐出是取凉。另外，古代的针刺手法并不是写在书上的，而是师带徒、父传子，代代手耳相传，因此，在各时期会产生操作差异。《黄帝内经》中提出寒热手法在于运针方向与速度，《难经》重视方向与力度，《针经指南》则阐明用针方向、力度相互综合。张缙据此认为只有精研细读各时期针灸专著原文，对比论述异同，方能寻出各家凉热手法之共性规律。关于复式手法，他认为是单式手法的组合应用，并将单式手法喻为单味药，复式手法则是成方。

（2）科研成就

张缙一向将《灵枢》《针灸大成》等针灸专著视为圭臬，日日钻研。在"文革"期间，他被定为"右派"。然而他并未中断研究，他不仅完成了医学科学研究十年规划课题《针灸大成》的校释工作，而且还创制了止咳新药满山红。《针灸大成校释》1984年由人民卫生出版社出版，1989年获国家中医药管理局科技进步奖二等奖，1991年获国家出版总署古籍整理三等奖。

1971年，我国在全国范围内开展了针刺麻醉研究，张缙克服了重重困难抓住了这个机遇，坚持开展循经感传规律的研究。"七五"期间，他被任命为国家重点攻关课题循经感传研究专家小组的副组长，结合自己针刺手法的专长提出了独特的研究方向，将研究从"控制针感传导"发展为"控制感传"，以声电锟针激发感传的方法，使感传阳性率由20%提高到60%以上。在特定病种和特定经络研究方面，用激发感传方法使针灸治疗聋哑患儿时的得气率提高到91.8%。为验证这一结果他又在佳木斯和哈尔滨接连两次重复试验，都得到了相同的结果。他总结出隐性感传及隐性、显性循经感传在一定条件下相互转化的理论及8方面相关规律，将循经感传从现象上升为理论体系，成为经络研究的重大突破，对认识经络理论的全貌、指导针刺手法的应用、发展经络理论具有重要意义。此课题获得了国家中医药管理局1991年科技进步奖二等奖，全国21个单位协作完成的循经感传及经络现象的研究（黑龙江省祖国医药研究所为主要参加单位之一），获国家中医药管理局科技进步一等奖。

张缙还承担了《中国针灸荟萃》刺灸学部分的主编和《中国医学百科全书》针灸学部分的撰写工作。几十年来，张缙撰写并发表了103篇学术论文，编著校释了7部针灸专著，有12项科研工作获得了部、省等各级科研成果奖和科技进步奖。

（3）海外传播

张缙热衷于针灸的海外传播工作，从 2014 年起积极投身于世界针灸学会联合会（以下简称"针联"）传承工作委员会所组织的"国际针灸传承班"，为世界各国培养临床人才，在加拿大的多伦多、美国的纽约、匈牙利的布达佩斯等地建立起"针联"国际针灸传承基地，为中医针灸在海外传播做出了卓越贡献。

二、国家级人类非物质文化遗产项目及其代表性传承人

（一）针灸

项目序号：444

项目编号：IX-5

1．项目名称：针灸

入选时间：2006 年（第一批）

代表性传承人：贺普仁，王雪苔（第一批，2006 年）

郭诚杰，李鼎，石学敏，田从豁，张缙（第五批，2018 年）

申报地区或单位：中国中医科学院

保护单位：中国中医科学院中医针灸研究所

（1）王雪苔

王雪苔（1925—2008），男，著名针灸学家。曾任中国中医科学院副院长、世界针灸学会联合会终身名誉主席、中国针灸学会高级顾问、中国民间中医医药研究开发协会会长。于 1951 年协助朱琏建立中央卫生部针灸疗法实验所，任学术秘书兼教研组长。1955 年 12 月中央卫生部中医研究院成立后，曾任针灸、中医文献、医史等研究室负责人、针灸研究所所长等职。

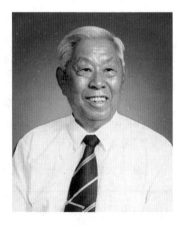

王雪苔

王雪苔出生于辽宁省义县，自幼受到家庭的中医熏陶，曾祖父王永清擅长中医外科，父亲王玉泉（字自源）以中兽医而闻名乡里。早年王雪苔跟随外祖父张五云（字祥斋）钻研《易经》与简易灸法，也尝试使用验方和艾灸为人治病。1944 至 1948 年，王雪苔先后在锦州医学院和沈阳医学院攻读西医学本科。1948 年从沈阳医学院毕业之后，毅然选择前往地处农村的华北卫生学校工作，协助著名针灸学家朱琏（时任华北人民政府卫生部副部长、华北卫生学校校长）编著《新针灸学》。在他最初投身针灸事业时，在临床、教学与科学研究中强调以现代西方医学理论特别是神经学说作为针灸的理论基础。1958 至 1959 年他在卫生部第二届西医离职学习中医班系统学习了中医药知识，并从事医学史研究与中医文献整理工作。这次学习令他的学术观点产生很大变化，从立足西医转为立足于中医。

学术贡献：王雪苔十分重视经络学说和气的理论。他认为经络为气的运行通道，针感循经、灸热的传导都离不开经络腧穴和气的作用。他通过阅读对比大量针灸类古籍与现代针灸书，将书本知识与在临床中看到的经络现象、针灸手法相对应。临床上，他强调在现代针灸发展中保持特色，中医理论指导下的针灸治疗效果更显著，并且主张需要扩大针灸应用范围到麻醉、保健、预防、美容等多方面，先后编著《针灸学手册》《中国针灸荟萃》《中国针灸大全》《中国医学百科全书·针灸学》《针灸学词典》《针灸史提纲》《针灸史图录》《辅行诀脏腑用药法要校注考证》《中华针灸图鉴》等书籍。王雪苔非常重视我国针灸教育事业，20 世纪 50 年代初在北京举办的，由朱琏、王雪苔主持的"全国医学院校高级针灸师资培训班"是现代针灸教育发展的源头。1980 至 1981 年他主持创办的《中国针灸》杂志是反映我国针灸临床科研水平的重要窗口。在中国还没有正规针灸专业高等教育机构的时候，王雪苔与鲁之俊在 1984 年共同组织筹备并于 1986 年正式成立了北京针灸学院，1988 年增加中医骨伤专业后，改名为北京针灸骨伤学院，成为我国的第一所针灸高等教育专科大学。他一生治学严谨、扶掖后学，为培养中医针灸人才呕心沥血，无私奉献。

科研成就： 王雪苔深入对各类文献资料进行了版本、目录学研究，为中国中医药理论研究做了很多具有深远影响的基础工作与开创性工作。1961 年他在中医研究院（现中国中医科学院）创建了中医文献资料研究室，并对古代文献、现代中医药信息、民间秘方验方等资料做了大量的整理研究工作。1978 至 1979 年参与筹建了中华全国中医学会（中华中医药学会前身）和中华全国中医学会针灸专业委员会，1985 年将针灸专业委员会上升为中国针灸学会，任副会长，主持学会工作。1982 至 1987 年作为主要负责人之一主持创建了世界针灸学会联合会，并担任秘书长，1990 年担任第二届主席。他还曾经主持过腧穴名称的国际标准化工作，担任国家攀登计划"经络的研究"项目顾问，在这些工作中起到了重要的指导作用。王雪苔所从事的中医研究主要涉及针灸学、中医文献学、中国医学史等多种学科。在文献学与医史学的研究中，致力于中医古籍的收集与整理，主持了中国中医科学院图书馆馆藏的七千余种线装古籍书的鉴定，主持了全国《中医图书联合目录》的后期编纂工作。他在对中医药文献、针灸发展史的研究基础上，采用现代新技术、新方法来探索针灸，支持完善针刀、舌针等的医学实验研究，还发展支持民间特色疗法如刺哑门绝技、刺任督二脉法、"中国元寸灸"等，使针灸学科的发掘整理与现代化结合并扬。此外，他还率先提出研制中医药主题词表，以加强计算机对古籍文献的检索功能，该词表是国家科技进步奖二等奖"汉语主题词表"的重要组成部分。

海外传播： 王雪苔从事中医事业 60 余年，在现代针灸学发展中起到了重要作用，尤其是促进了针灸的国际化发展，加速了我国针灸事业的国际化和现代化。他对中医针灸事业的贡献使得他在国内外针灸界享有很高的威望。在担任世界针灸学会联合会秘书长和主席期间，每年不辞辛苦，奔走在世界各地。在每次世界针联召开的学术大会上，王雪苔的主题报告都成为与会代表翘首以盼的重要演讲。他对针灸发展趋势的敏锐把握，对针灸研究、教育、立法等内容的全面研究，对针灸发展过程中遇到问题的深刻剖析，为人们开启了思路，他洪亮的声音鼓舞了世界各地的针灸从业者，每到一地都会掀起当地的针灸热潮，积极地推进了中国针灸的国际化发展。在与国外针灸组织和针灸医生的交流中，他还为友人们解决了许多从事中医药工作中遇到的实际问题。他曾帮助加拿大阿尔伯塔大学设计针灸学研究生课程，并代表世界针联发表声明，澄清了关于针灸传染艾滋病的传言。1996年在美国亚利桑那曾有一家诊所遇到被捏造、起诉的针灸误医敲诈案。王雪苔用亲自做的艾灸温度观察总结，从科学的角度论证了伤害的不可能性，对案件进行了实事求是的批驳，使敲诈者败诉。此案对针灸界影响很大，有力地推动了当地针灸立法的进程。

（2）李鼎

李鼎（1929—2022），字养元，号养园，著名针灸学家。上海市名中医，上海中医药大学终身教授，国家中医药管理局针灸理论与方法学研究室学术委员会副主任委员，世界针灸学会联合会传承工作委员会顾问，北京中医药大学国学院特聘教授。1992年起享受国务院政府特殊津贴，2014年获中华中医药学会"传承成就奖"，2016年获中国针灸学会"中医针灸传承贡献奖"。

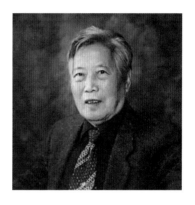

李鼎

李鼎出生于浙江永康李唐世家，祖上从清朝末年起三代行医，家族在永康石柱镇开设"道生堂"药店，自小跟随其父儒医李成之先生研习中国传统文化和中医学。李成之先生曾先后拜清末举人徐理夫先生和浙江省省长张载阳先生为师，深入钻研中国古代传统文化，开办国学专修班，研习医书，李鼎因此打下了扎实的家学、国学和国医基础。1945年李鼎随父来沪，入上海华阳中医专科学校，师从国学大师廖季平弟子四川名医刘民叔和杨绍伊，成为国学大师廖季平的再传弟子。拜师学习期间，李鼎先后协助两师出版中医专著《汤液经》《华阳医说》和《鲁楼医案》。

学术贡献：作为1956年建校元老，李鼎见证了上海中医药大学60余载的发展，在此期间循经考穴，发表论文200余篇，出版学术著作 37 本，在不同的历史时期，从不同角度全面阐述了中医针灸的医理，为新中国针灸学术理论体系的形成和发展做出了卓越的历史性贡献。李鼎作为我国中医院校针灸专业的筹建创始人之一，从 1958 年到 1965 年，同针灸前辈陆瘦燕、杨永璇、裘沛然、奚永江等一起，主持针灸课程建设和学科分化，参与编著新中国中医学院第一本大学针灸教材《针灸学讲义》，架构了高等针灸教育的学科框架，奠定了我国针灸学科理论体系的基础。他基于国学研究的中医针灸经络理论独树一帜，通过研究中医针灸经典文献，溯本求源，精于考证，校注出版针灸珍本医书，影响甚广。通过重新考释针灸经典文献，厘清了学科中许多混乱不清的概念，纠正了一些以讹传讹的错误。李鼎对"是动病""所生病"的探讨，对《黄帝内经》中营气、卫气说的探讨，对子午流注理论以及补泻手法理论的探讨等，为针灸现代研究指明了方向；李老从内外相应、前后相类、左右相对、表里相合、上下相通、远近相引等方面阐述了经络腧穴理论在临床应用方面的基本要义；李老阐述针灸医理的代表作《针灸学释难》对针灸的学术和临床应用的疑点、难点进行了深入浅出的分析，被针灸界诸多同道喻为当代的《难经》。

临床成就：李老针灸临床以"调气治神"为治疗总则，在循经的基础上分经分部，从脏腑、经络方面审证求因，在辨证分析经穴特性、解剖特点、气血变化的基础上，通过刺卫、刺营、刺谷气以达到"调气治神"的最终目的。李老针法简捷，宗于古法，取穴精要，强调针刺前后各种手法的运用，以促进经气的运行和增强针刺感应，并将针灸外治与方药内治相结合，内外治法各展所长，相得益彰，效如桴鼓。

科研成果：1989 年与陕西陈克勤教授、安徽高忻洙教授一起受邀进京承担"经穴部位标准化"研究任务。1990 年，由李鼎教授主笔的中华人民共和国国家标准《经穴部位》由中国标准出版社出版，这是新中国的第一部国家经穴标准。此标准的颁行，对于当代针灸教学、科研、临床和国内外学术交流起到了极其重要的历史性作用。《经穴部位》于 1992 年获国家中医药管理局科技进步奖一等奖。李鼎教授还是经穴解剖和形象化教学的先行者，1958 年，经李鼎教授布经定穴，由上海医学模型厂创制而成的人体经络经穴玻璃人模型，获得 1963 年中国卫生部全国工业产品成果奖二等奖，开创了新中国针灸形象化教学的新篇章。

海外传播：李鼎教授为针灸走向世界做出过很大的贡献。1974 年由李鼎教授参与编写并统稿的《针灸学》出版后被翻译成英文，在海外广泛传播；1982 年和 1992 年，李鼎教授先后担任全国高等中医药统编教材《经络学》主编，此教材不但被翻译成日文在日本出版，而且被西方针灸著作广泛引用；1995 年，李鼎教授主编的国际针灸水平考试参考书《针灸学》出版；李老代表作《针灸学释难》亦被翻译成英文和日文出版；1990 年，李鼎教授担任副主编，参与策划编写了《中国针灸学》教材，并录制了同名中英双语录像，此套教材为海外针灸教学的普及做出了巨大贡献，获得世界卫生组织金牌奖。

（3）石学敏

石学敏（1938—　），男，著名针灸学家，现代针灸学的奠基人。国医大师，中国工程院院士，天津中医药大学博士生导师、教授，国家有突出贡献专家，国务院特殊津贴专家，全国老中医药专家学术经验继承指导老师，天津中医药大学第一附属医院名誉院长、主任医师。曾任中国针灸学会副会长，天津针灸学会会长，欧洲传统中医协会顾问，联邦德国巴伐利亚州中国传统医学研究院第一副院长。

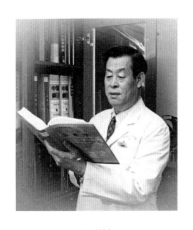

石学敏

石学敏出生于天津市西青区。在小学时曾遇传染病大流行导致全村人病倒，从那时起他就立志当医生为大众解除病痛。1957 年石学敏以优异的成绩考入刚刚建立的天津中医学院（现天津中医药大学），学习中医专业，成为中国最早的中医大学生之一。1962 年毕业后被分配至天津中医学院第一附属医院工作。1964 年他参加了卫生部中医研究生班，并于 1965 年毕业。此后石学敏从事针灸学和老年医学的临床、科研以及教学工作 40 余年，严谨、求实的治学态度使他师古而不泥古，勇于创新，敢为人先，形成了独特的学术思想体系。

学术成就：石学敏坚持"中西结合、融西贯中"，针药并用，形神兼备。他对《黄帝内经》中十二经病候、脑神理论、经筋理论、气海理论、刺络疗法赋予新意，指导临床卓有成效。他率先提出针刺手法量学理论，并开展相关研究，对捻转补泻手法确定新定义和量化操作，使传统针刺手法向规范化、计量化、标准化发展，极大地推动了针灸的现代化进程。他主编的《中医纲目》被誉为继《医宗金鉴》之后的又一部中医临床划时代巨著，获 1996 年天津市科技著作二等奖。他所创的"醒脑开窍"针刺法被写入《针灸学》《针灸治疗学》等多部国家统编教材，在许多医院得到推广应用。石学敏在针灸临床研究的同时，还致力于科学实验研究，引进了日本快速老化动物模型鼠，填补了我国实验动物空白。在石学敏的带动下，国内针灸临床科研达到分子生物学水平，为中医针灸走向世界做出了极大贡献。石学敏研究成果显著，共出版专著 50 余部，发表论文 300 余篇，其中 SCI 收录 8 篇。他主持的"醒脑开窍针刺法治疗中风的临床和试验研究"项目获 1995 年国家科技进步奖三等奖。他共获省部级以上科研奖励 33 项，其中国家科技进步奖三等奖 1 项，省部级一等奖 2 项、二等奖 18 项、三等奖 9 项，教学奖 2 项。

临床成果：石学敏强调中医辨证与西医辨病相结合，使二者在临床上有机地结合起来，为中西医结合指明了方向。他创建了治疗中风病的"石氏中风单元疗法"，开发研制了丹芪偏瘫胶囊（国药准字 Z20010105），充分体现了中医学辨证论治理论的精髓。石氏中风单元疗法以石学敏院士创立的"醒脑开窍"针刺法与丹芪偏瘫胶囊为主，再配以康复、心理、饮食等疗法，是中医治疗中风病的综合疗法。他的"醒脑开窍"手法因疗效显著，被中国工程院院长朱光亚誉为"鬼手神针"。"醒脑开窍"针法还用于脑外伤、多发性硬化、帕金森病、周围神经疾病、抑郁症、焦虑症、疼痛病症以及各种疑难杂症。他在临床上对中医病证进行整理，并根据病机，制定出规范性的治疗方法，为临床常见病、疑难病的针灸治疗总结归纳了一系列规范化、科学化、程序化的中医针灸治疗方案。

海外传播： 石学敏致力于国内外针灸学术交流、技术推广，在国内建立 58 个针灸临床分中心，先后赴世界 100 余个国家及地区讲学与诊疗，并就针灸临床与机制研究，开展与美国、德国、法国、日本、新加坡等国的国际合作。2007 年出版的英文版《石学敏针灸学》被美国针灸考试委员会指定为考试指导用书。石学敏作为大会主席共举办了 13 届"中国·天津国际针灸暨中医学术交流大会"，参会外国学者来自 40 多个国家和地区。2008 年，世界中医药学会联合会授予石学敏"中医药国际贡献奖"。2017 年，石学敏院士获得由世界针灸学会联合会颁发的首届"天圣铜人奖"学术突出贡献奖。

（4）田从豁

田从豁（1930—2023），男，著名针灸学家。第二届"首都国医名师"，第二批、第五批全国老中医药专家学术经验继承指导老师，中国中医科学院研究员，中国中医科学院中医药专家学术经验传承博士后合作导师，博士生导师。曾任广安门医院针灸科主任，中国针灸学会常务理事兼副秘书长，中国针灸学会高级顾问，《中华中医药学刊》名誉顾问。

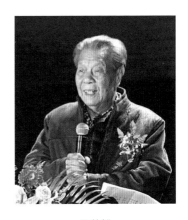

田从豁

田从豁生于河北省滦南县。1947 年考入中国医科大学医学系，专业是西医内科学，通过学习西医理论知识打下坚实基础。1951 年毕业后赴朝鲜战场，担任军医，在战场医疗期间发现了针灸的奇特疗效，下决心深入学习。1952 年回国后，自愿到卫生部针灸疗法实验所，拜朱琏、高凤桐为师学习针灸，其间博览群书，跟师出诊长达十年。1953 年受中国中医研究院指派，在中南大区卫生部开办针灸师资训练班。1953 至 1954 年间到全国各地采风，寻找地方名老中医求教。先后赴中南、华东、西北、华北地区求教于杨济生、孙惠卿、米干青、王瑞卿、承淡安、陆瘦燕、赵尔康、黄竹斋、高云鹏、郑毓林、王乐亭、王易门等专家，以及针药并用专家叶心清、赵锡五、冉雪峰、钱伯宣，还有按摩师卢英华、丁伯玉等。

学术贡献：田从豁重视经典，针灸学术传承全国各派之所长，强调辨证论治，病证结合，形神并调，重视培补中焦、调理气机。治疗特色上强调针药并用，多种疗法相结合。他在 1986 年总结出版了一部关于灸法的专著《中国灸法集萃》，获得 1999 年北京科技进步奖。自 1952 年至今，田从豁在中国中医科学院针灸研究所及广安门医院工作，从事针灸事业 60 余年，为国家培养了大量的专业人才。

临床成果：田从豁在临床上将针灸、中药、按摩等结合并用，并对其组合、先后顺序有一定要求。在具体针灸治疗中强调理、法、方、穴、术五个环节，其中选方配穴尤为重要。辨证论治后，根据脏腑、经络学说，依性质功能取相应经穴，配穴严谨得当，而又能随证灵活施用。在针灸临床中他常灵活选用各种治疗方法，如毫针、芒针、灸法、穴位贴敷、刮痧、拔罐、放血、火针、捏脊、穴位注射等，结合病情选择单独运用或结合两种及以上方法共同治疗，以增强疗效。

科研成就：田从豁对各类灸法、敷贴法研究深入，是"中国灸"的主要发明人之一。1972 年田教授受任于卫生部气管炎防治组，与岳美中先生、严荣院长一起研制出"冬病夏治消喘膏"，获得 1979 年卫生部科技成果奖。他曾在国内外发表论文 70 余篇，著有《针灸医学验集》《中国灸法集粹》以及《中国贴敷治疗学》《田从豁临床经验》等著作。

海外传播：田从豁教授以针灸专家身份先后到罗马尼亚、波兰、阿尔及利亚、法国、瑞士、日本、泰国、意大利、西班牙、美国等十几个国家进行医疗、教学工作。1965 年参加阿尔及利亚中国医疗队赴非洲进行医疗援助。1979 年曾参加世界针灸学会联合会的筹备工作。1986 年兼任 WHO 北京国际针灸培训中心教授，为针灸国际化做出了贡献。

2．项目名称：刘氏刺熨疗法

入选时间：2008 年（第二批）

代表性传承人：刘光瑞

申报地区或单位：重庆市渝中区

保护单位：重庆少林堂中医诊所

（1）项目概要

刘氏刺熨疗法属重庆刘氏家族的医术，自清顺治年间刘氏先祖从湖广迁来重庆之时始，迄今约三百五十年，传承了十五代。

刘氏刺熨疗法包括刺血术和火熨术两大类别。刺血术包括放痧法、刮痧法、揪痧法、挑疳法、药针法、火针法、放血法、双针一罐法等。火熨术包括滚蛋法、烧灯火、扑灰碗、趟热敷、滚药包、黄蜡灸、火酒法、艾灸法等。

刘氏刺熨疗法有理论依据，专科疗效，临床针对性以及操作隐秘性和药材地源性等显著特征，是中国民间医术的一个重要组成部分，是非常有效的民间医术绝活。发掘、抢救、保护刘氏刺熨疗法，既有重要的学术研究价值，又有鲜明的实际应用价值。但其家族内部口传心授的传承方式决定了该疗法的传承不广，传承链条随时都有可能断裂，亟待国家保护。

（2）代表性传承人

刘光瑞（1956—），男，著名针灸学家。民盟盟员，中医副研究员，国家级非物质文化遗产项目"针灸·刘氏刺熨疗法"国家级代表性传承人。文化部优秀专家、国家薪传奖获得者，全国非遗保护先进个人，重庆市非物质文化遗产保护协会副会长，重庆市针灸学会民间疗法专业委员会主任委员。

刘光瑞出生于重庆，自幼随父（刘少林）习医，从小对医学就产生

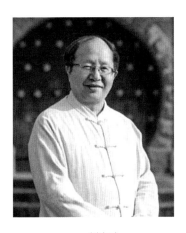

刘光瑞

了浓厚的兴趣，并立志要为祖国医药事业做出贡献。

学术贡献：刘光瑞继承发扬祖辈传承的刘氏刺熨疗法。刘氏刺熨疗法从光绪年间就开始兴起，历经了几代人的研究。改革开放后，刘光瑞在继承传统针灸疗法的基础上，从最早主要治疗风寒病症发展到能治疗常见疾病、疑难杂症等。刘氏刺熨疗法在传承传统疗法的基础上进行了创新。

临床成就：刘光瑞擅长腹诊探脉、辨证施治，善以家传秘方治疗哮喘、眩晕、妇儿疾病、小儿疳积等。其独创三针一罐刺血法，对各种外伤痛症、头痛、腰痛、坐骨神经痛、中风偏瘫、脑病有良效。擅长药灸敷贴疗法，用药灸加以敷贴，内疗外治消化、泌尿、呼吸系统及妇科杂症效佳。继承古人推肌拿筋之术，对脏腑推拿、窍穴奇术推拿、理血道气推拿等有独到研究和经验。

3．项目名称：陆氏针灸疗法

入选时间：2011 年（第三批）

代表性传承人：陆焱垚

申报地区或单位：上海市

保护单位：上海市针灸经络研究所

（1）项目概要

陆氏针灸疗法是以陆瘦燕为代表的陆氏针灸流派的针灸学术思想和学术经验的总结。

陆氏针灸疗法产生于清末民初，是近现代国内外影响最大的针灸流派之一，在其形成与发展的过程中最关键的人物是陆瘦燕。陆瘦燕生父李培卿（师承陈慕兰），素有"神针"之誉。陆瘦燕幼承庭训，18 岁即学成悬壶济世，不久蜚声上海。在继承、普及、发扬、提高针灸医学事业中建树颇丰。目前，陆瘦燕直系门人均年事已高，后继乏人，陆氏针灸疗法的应用及研究情况濒危。

陆氏针灸在学术上融会贯通、自成体系；在医疗上针术精湛、效若桴鼓，蜚声海内外，形成了独特的医疗风格，其针灸医学的建树主要包括：①潜心钻研，完善针灸理论；②注重切脉，提高诊断准确性；③倡用奇法，提高临床疗效；④国内最早开展针刺手法实验研究，促进针灸科学的发展；⑤提倡温针、伏针、伏灸，冬病夏治，影响深远；⑥改良针具，创制"瘦燕式"金银质毫针及不锈钢毫针；⑦创办"新中国针灸学社"及函授班，以师承和学校教学两种方式培养大批人才；⑧创制经络腧穴电动玻璃教学模型，最早为针灸经络教学提供现代化的直观教具；⑨著书立说，传播学术思想，在国内外针灸界具有重要影响（引自中国非物质文化遗产网）。

（2）代表性传承人

陆焱垚（1944—2016），女，著名针灸学家。针灸大师陆瘦燕和朱汝功之女，现代针灸学家、针灸学教育家，上海近代中医流派临床传承中心传承导师，国家级非物质文化遗产项目"陆氏针灸疗法"代表性传承人。

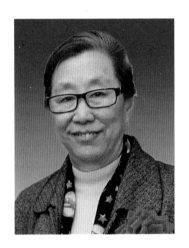

陆焱垚

陆焱垚出生于上海，其祖父李培卿有"神针"之誉，父亲陆瘦燕、母亲朱汝功均为针灸大师，自幼耳濡目染，看到许多患者通过针灸治疗而痊愈，用针灸治病有如此的神奇疗效，故立志继承父业。1961年，她以第一志愿高分考入上海中医学院医疗系（六年制）。

2001年，她以传承"陆氏针灸"为己任，临床带教，宣传、总结、撰写、出版"陆氏针灸"学术思想、临床经验和流派特色的专著。于2011年1月被上海近代中医流派临床传承中心、上海中医药大学附属岳阳中西医结合医院聘为"上海近代中医流派临床传承中心"传承导师。又在2012年5月被任命为海派中医流派陆氏针灸传承研究基地负责人。同年6月，由上海市文化广播影视管理局确定为上海市非物质文化遗产项目"陆氏针灸疗法"代表性传承人，7月担任内蒙古呼伦贝尔市建立的"陆氏中医针灸海拉尔传承中心"负责人。

学术贡献：她自幼侍诊，聆听教诲，深得陆氏真传，以陆氏针灸的学术思想作指导，重视经络理论的研究，在针灸领域及对陆氏针灸研究方面颇有建树，对陆氏针灸的学术思想、理论体系、医疗经验及流派特色有全面的了解和运用。出版陆氏针灸流派的专著，发表相关的论文，在各类学术会议、广播电台及电视台讲授、介绍陆氏针灸学术思想、临床经验和流派特色。创立陆氏针灸临床传承基地，积极培养后继人才，传承陆氏针灸疗法。

科研成果：2012 年 5 月，陆焱垚任海派中医流派"陆氏针灸"传承研究基地负责人之后，着手搜集整理、系统总结、全面撰写"陆氏针灸流派"的学术思想、临床经验和流派特色，共主持出版陆氏针灸流派的画册、专著 16 本；在杂志上发表总结探讨"陆氏针灸"的论文 9 篇；在各类学术会议、广播电台上讲授、介绍陆氏针灸学术思想、临床经验和流派特色 30 余次，为陆氏针灸流派得以传承、发扬、光大做出了巨大的贡献。

4．项目名称：杨继洲针灸

入选时间：2014 年（第四批）

代表性传承人：金瑛

申报地区或单位：浙江省衢州市

保护单位：衢州市中医医院

（1）项目概要

"杨继洲针灸"发源于衢州，在衢州特定的自然与社会环境中孕育而生，其最主要的杨氏及家传针灸技艺始见于 1601 年出版的《针灸大成》。《针灸大成》由明代三衢地区针灸学大家杨继洲（1522—1620）所著，是我国针灸学承前启后的经典巨著。《针灸大成》的问世，使得杨继洲针灸的学术思想体系有了传承的载体，影响了一代又一代针灸医者。

（2）代表性传承人

金瑛（1969—），男，国家级非物质文化遗产杨继洲针灸国家级代表性传承人，中国针灸学会理事，浙江省中医药重点学科针灸推拿学学科带头人，浙江省 151 人才，浙江省针灸学会疼痛专业委员会主任委员、浙江中医药大学和江西中医学院兼职教授、硕士研究生导师。衢州市针灸学会会长、衢州市 115 人才第 1 层次考核优秀成员、市拔尖人才，衢州市名中医。

金瑛出生于浙江省龙游县，1989年拜同乡王樟连教授为师，随师侍诊；1989年8月至1994年7月，在浙江中医学院针灸专业学习。1999年10月至2005年11月，任衢州市中医医院针灸科主治中医师、科主任（2003年3月起）。私淑针灸大家张缙，并与同为杨继洲针灸传承人的民间医者张玉恢保持亦师亦友的关系。其中2004年1月至2005年1月在广州中医药大学第一附属医院进修，跟随岭南学派靳瑞教授

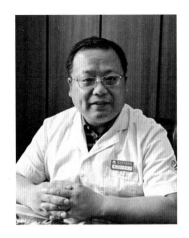

金瑛

学习"靳三针"疗法。2013年4月以后，任衢州市中医医院针灸科主任中医师，副院长。金瑛博采众家之长，曾随当代浙江针灸名家高镇五、虞孝贞、方剑乔等临床学习，并于2015年11月拜师于著名针灸学家国医大师石学敏院士。

学术贡献：金瑛在承袭杨派针灸独特的学术思想和操作技法的同时，也注重医术本身的更替创新，不墨守成规。重视辨证选经、循经取穴的治疗思想，针、灸、药三者并用，取穴少而精，操作讲究手法。提倡使用现代医学手段明确诊断，运用中医辨证论治的方法，指导针灸立法处方，强调理、法、方、穴、术的完整性。

科研成果：以杨继洲针灸技艺的传承、现代临床应用为主要研究方向。近年来，"压灸百会治疗颈源性眩晕的临床研究""杨继洲针灸医方的文献研究"2项课题获省级立项，"穴位注射黄芪注射液与标准治疗方案对AECOPD的短期和长期疗效比较""杨继洲针灸学术思想研究"等3项课题获市级立项，研究成果已通过鉴定。

海外传播：致力于杨继洲针灸的国际推广，推动世界针灸康养大会永久会址成功落户杨继洲故乡衢州。2017年4月，接受日本东洋学术出版社社长井上匠一行专访，随后日本东洋出版社《中医临床》刊文专题介绍杨继洲针灸。2018年11月，日本广播协会（NHK）摄制组来到衢州市中医医院拍摄纪录片《中国针灸（暂

名）》，片长 45 分钟，衢州市中医医院成为此次拍摄的重点取材对象之一，作为国家级非物质文化遗产杨继洲针灸的代表性传承人，接受采访的同时技艺演示部分成为拍摄重点。

5. 项目名称：蕲春艾灸疗法

入选时间：2021 年（第五批）

申报地区或单位：湖北省黄冈市蕲春县

保护单位：蕲春县文化馆

"蕲春艾灸疗法"是以产自湖北省蕲春县的艾草为灸材，以流传于蕲春地区四百余年的民间灸法为独特技艺的一种外治方法。蕲春是医圣李时珍的故乡，地处大别山南麓，长江中游北岸，属亚热带大陆季风气候区，光照充足，雨量丰沛，四季分明，北部山区，南部丘陵，其独特的地域环境和微酸性黏性黄土，尤其适宜蕲艾生长。《本草纲目》所载 1 892 种药材，产自蕲春有 700 余种。蕲春艾灸疗法兴盛于明清，以李时珍等医家为代表，以《本草纲目》等医籍为载体，是蕲春及周边地区百姓世代相传的防病治病、养生保健习俗。李时珍称艾草"灸之则透诸经而治百种病邪，起沉疴之人为康泰，其功亦大矣"。

"蕲春艾灸疗法"是李时珍中医药文化的活态记忆和当代传承，它起源于古蕲州地区，明时在蕲州府辖区之蕲春、蕲水、英山、罗田、广济、黄梅等县广为流传。随着李时珍、韩𢑑等五位太医的传承传播及《本草纲目》的刊行，明末清初广传至安徽之宿松、太湖；江西之九江、兴国、湖口；并沿长江水道上传至重庆，下传至江浙等地。"蕲春艾灸疗法"是由中国民间的灸焫法发展而来，其代表性灸法为雷火神针灸、火灸和大灸，自成体系，不仅适用于慢性病，对某些急性病症也有一定的疗效。例如，火灸法是以蕲艾为主，加多味中药制成药酒，把浸泡过药酒的棉条敷贴于病变部位或经脉上，其上覆湿青布，于青布上再喷老酒点火施灸。该法治疗风湿性关节炎、类风湿关节炎等疾病效果颇为明显。"家有三年艾，郎中不用来"，生活在蕲春赤东湖畔的人们，历代相传着蕲艾的古老用法，一直沿袭着用艾习俗。遇有风湿关节痛、受凉肚子痛、感冒发热之类的毛病，就用艾叶加水烧开熏蒸，可明显缓解症状。

"路人皆懂医，指草皆为药"，是李时珍故里、中国艾都蕲春独特的中医药文化。

蕲春艾灸疗法中的韩氏灸法流派已经发展到第二十代。以韩善明为带头人进行了李时珍《本草纲目》中的灸法研究，撰写和发表论文，参与编写《艾疗保健师培训教材》，主编《蕲艾艾灸师职业培训教材》，指导培训蕲艾艾灸师三千余人。参加省内外各项非遗展演、推介及交流活动百余场，成为黄冈乃至湖北省中医药文化对外交流与传播的一张名片，先后出访 10 余个国家，在"一带一路"沿线地区传播中医药文化，深受国际友人的赞誉。

蕲春艾灸疗法技法独特，选穴精准，使用方便，价廉效验，具有抗菌、抗病毒等多方面作用。它体现了中医学"辨证论治""天人合一"和"治未病"等思想，包含在历史文化、多种社会习俗中，已经融入了蕲春人民的现实生活，具有健康科学、历史记忆和社会经济等重要价值。蕲春县自 2014 年起，打造以艾灸为支点的中医药大健康产业，现全产业链从业人员 10 余万，年产值逾 100 亿元。

6．项目名称：岭南陈氏针法

入选时间：2021 年（第五批）

申报地区或单位：广东省

保护单位：广东省中医院（广州中医药大学第二附属医院、广州中医药大学第二临床医学院、广东省中医药科学院）

岭南陈氏针法是广州中医世家陈氏家族独创的特色针法，集多种针法特点于一体，包括陈氏飞针法、陈氏分级补泻手法和陈氏导气手法等，经历代传人的甄辨、整理与推广，最终形成了具有鲜明岭南特色的针灸理论和实践体系，使其成为我国岭南针法学术流派的重要组成部分。

岭南陈氏针法以"阴阳互济、通调和畅"为学术思想，遵循"远近取穴通经络、俞募配穴调脏腑、上下配伍和阴阳、左右思变畅六经"的原则，近取治标，远取治本，远近相配，标本兼治，疏通经络；俞募相配，脏病取俞，腑病取募，脏腑同调；上病下治，下病上治，上下相配，阴阳和合；左升右降，左气右血，左右相配，调畅六经。岭南陈氏针法善于继承针刺导气，临证运针以针向行气、按压捭阖、捻转提插、循摄引导等行气导气手法，使经气循经传感、飞经走气、通关过节、气至病所，达到速效、高效的目的。强调针刺过程中需辨证、辨病与辨经相结合，崇尚华佗运针"针灸不过数处""针游于巷"的治法，要求针刺过程应治神调神。

陈氏飞针法以无菌、无痛、准确、快速旋转为特点，奠定了我国无痛针学技术的基础；陈氏分级补泻手法受明代杨继洲"刺有大小"之启发，将手法分为补法、泻法和平补平泻三类，并对补法和泻法进行量化，分轻、平、重三级，乃针刺手法规范化和量化发展史上质的飞跃。多年来，"岭南陈氏针法"治疗内、外、妇、儿、骨伤等常见病和疑难病取得明显疗效，在国内外享有盛誉。

岭南陈氏针法自1895年陈宝珊在西关开设中医馆，接诊治愈大量骨伤科病人，按照传统经络学说，循经点穴手法诊疗，形成了针法的雏形，传承至今已有百余年，其在两广和港澳等地具有较大的影响力。其传人也多次应邀在国内外学术交流会上现场演示与讲学，并曾在中央电视台、中国中医药报、中国日报等国内外媒体进行报道，岭南陈氏针法被业界广泛认为是一项高超的医疗技术。

7．项目名称：赵氏雷火灸

入选时间：2021年（第五批）

申报地区或单位：重庆市渝中区

保护单位：重庆市渝中区赵氏雷火灸传统医药研究所

"赵氏雷火灸"的前身雷火神针，首见于明《本草纲目》"雷火神针法"，是一种艾灸法，之所以称为"针"，是因为操作时，实按于穴位之上，类似针刺之故。在清朝乾隆年间，重庆有一位名叫赵忠德的医生做了一个创新，他将雷火灸条做粗了近一倍，直径为3cm，点燃以后不直接接触患者身体，改为悬灸法，这样患者不会被烫伤，而且由于灸条粗大，火力同样迅猛见效迅速，赵忠德给这种灸条改名为雷火灸，从此雷火灸在赵氏家族代代相传。1992年，第四代传承人赵时碧创建赵氏雷火灸传统医药研究所，通过长期的潜心研究与临床实践，将"赵氏雷火灸"在配方、用法、器具和治疗病种上进行了改进和突破，撰写了《中国雷火灸疗法》，形成了一套完整的"赵氏雷火灸"疗法理论。目前该疗法已传承至第七代。

"赵氏雷火灸"的灸材由多种植物药配制而成，具有热力峻、火力猛、渗透力强、治疗面广的特点，其借助燃烧时产生的热力、红外线辐射力和物理因子通过脉络和腧穴的循经感传共同达到温通经络、调节人体机能的效果。"赵氏雷火灸"的操作手法非常丰富，有八种，每个手法都有独特功效。例如雀啄法，火头对准施灸部位，像鸡啄米、雀啄食似地上下抖动，这个动作多用于泻邪气；小回旋法，火头对准施灸部位做固定的小回旋转，顺时针方向旋转可以泻邪气，逆时针方向旋转则是补法；横行灸法、纵行灸法、斜向灸法，这三种灸法在做的时候距离皮肤的高度也有讲究，1~2cm 的高度就是泻法，而远一些 3~5cm 就是补法。

"赵氏雷火灸"是以现代医学理论为指导，中医经络学说为基础，通过火热、红外辐射力在人体面、位、穴的强渗透力来调节人体各项机能的治病方式。广泛运用于骨伤科、针灸理疗科、康复科、五官科、妇科等专科，特别是在治疗肩颈腰腿痛、变应性鼻炎、干眼症、青少年近视、妇科疾病以及亚健康防治上具有独特优势。

8. 项目名称：程氏针灸

入选时间：2021 年（第五批）

申报地区或单位：中国中医科学院

保护单位：中国中医科学院针灸研究所

程氏针灸源自名医辈出的江苏淮安，形成于古都南京，后传承于北京、上海等地，迄今已逾百年历史，延续五代，传承弟子近百人，接受过短期培训者数以万计，遍布于世界各地，是近代针灸重要的学术流派。

创始人程震龥（字序生，1870—1947）为清末秀才，与吴鞠通后人同居于淮阴城东十里以内，少有大志，博览群书，受吴氏族人影响尤喜读医书，与当地医道儒界名人陆慕韩、汪小川等交往甚密，并深受影响，精研岐黄之术。明清瘟疫流行，故弃儒向医，乃朝儒夕医，除私塾教授中医中药外，还时常用针刺艾灸、刮痧拔罐、偏方验方等服务乡邻，被尊为"先生郎中"。此后将中医针灸列为家学传承。其子程莘农继承祖训，六岁时，由父亲程震甞亲自教读《医学三字经》《药性赋》等中医典籍。十六岁时拜淮阴名医、吴鞠通再传弟子陆廷琦为师，跟师三年半，作为其关门弟子尽得其技，十九岁即独立挂牌应诊。1948年获得中华民国考试院颁发的医师证书，并加入当地医师行业组织，任股长一职。这一时期，为程氏针灸学术思想的形成和发展，打下了坚实的中医理论基础。

程莘农涉及医、教、研和国际培训等多个领域，学术视角不断提高，学术思想日趋完善，逐渐自成体系。除汲取了山阳医派、澄江针灸学派精华外，更将缘理辨证、循证立法、依法定方、明性配穴、循章施术这"理法方穴术"五大环节融汇统一，强调经络辨证，以药性知穴性，形成了以"天人地"三才针法为技法特点，针对疼痛、失眠、消渴、月经病等几十种优势病种的特色诊疗体系，其学术影响不断扩大。

程莘农于2010年被推举为联合国教科文组织人类非物质文化遗产代表作名录"中医针灸"的代表性传承人。

（二）中医诊疗法

项目序号：441

项目编号：IX-2

1．项目名称：李仲愚杵针疗法

入选时间：2021年（第五批）

申报地区或单位：四川省

保护单位：成都中医药大学附属医院（四川省中医医院）

杵针疗法起源于明末清初时期，距今已有300余年的历史。李仲愚杵针疗法有"四大工具、五种手法、三大穴位"。四大工具是指杵针的七曜混元杵、五星三台杵、金刚杵、奎星笔；五种手法是点叩、升降、开阖、运转、分理；杵针疗法的特殊穴位是八阵穴、八廓穴、河车路。虽然有"针"字，但杵针与针灸不同，杵针治疗疾病时，不刺入皮肤肌肉，兼具针灸与推拿的优点。作为治病保健手段之一，杵针疗法工具简单、取穴精简、操作简便，可以运用在运动创伤疾病、脑血管疾病、骨关节疾病、耳鼻喉科疾病、呼吸系统疾病、亚健康状态调理等方面。

起初，杵针疗法是由成都中医药大学附属医院著名老中医、第十四代传人李仲愚医师，在继承家族秘传基础上发展起来的。第十五代传承人钟枢才、李淑仁等均来自成都中医药大学附属医院，他们全面继承李老学术思想，为杵针流派发展夯实了基础，并且在该院培养出第十六代传承人钟磊、晋松、蒋运兰及第十七代传承人董远蔚、郭鸿、柴义淳等，促进李仲愚杵针疗法的传承创新。这一时期，李仲愚杵针疗法的传承方式也逐渐发展为以"师带徒"为主，主要传承群体扩展成工作室传承人及广大临床工作者。2007年，"李仲愚杵针疗法"成功申报四川省第一批非物质文化遗产，2013年获批成立国家中医药管理局四川李氏杵针学术流派传承工作室，2018年获批四川省中医药管理局李仲愚杵针传承养生康复中心，2020年获批四川省中医药管理局李仲愚杵针疗法经典传承中心。

在当代传人的努力下，陆续出版了《李氏杵针流派临床经验辑要》《杵针学》《杵针疗法与运动创伤》等书籍，逐步形成杵针疗法的标准化医疗方案，为更多杵针学习者提供指导。

杵针运用广泛，不仅能够治疗各种疾病，而且在家庭保健方面也大显身手，可以运用到慢病防治及康养中，起到了"未病先防""已病防变"的作用。成都中医药大学附属医院护理团队在杵针第十六代传人蒋运兰教授的带领下，将杵针用于头痛失眠、骨关节疾病、神经系统疾病如神经源性膀胱疾病、神经源性肠道疾病的康复，得到了患者的好评。该院的护理团队获批杵针相关课题10余项，发表杵针技术相关文章60余篇。杵针技术作为一项中医护理技术在全国中医护理骨干人才培训班推广，深受来自29个省市近1 500名学员的欢迎。

2. 项目名称：应氏奇穴疗法

入选时间：2021年（第五批）

申报地区或单位：中国民族医药学会

保护单位：中国民族医药学会

"应氏奇穴疗法"是在针灸经络理论的指导下，将可吸收线体植入穴位，药线在一段时间内对穴位进行缓慢、柔和、持续的刺激，对患者产生"长效针感效应"，长时间发挥疏通经络气血的作用，从而达到治疗疾病的目的，具有"深纳而久留之，以治顽疾"的效果。

应氏家族从太爷爷一辈开始行医。清光绪年间古城临安肠胃病泛滥，弱冠之年的应家先辈应鸣庚探索用针灸和方药相结合的方式治疗肠胃病，二十多岁就享誉江南，应氏家族悬壶济世的中医生涯也由此开始。应氏中医的第三代传人应伟昌，在过去交通不便的年代，行医足迹北至黑龙江、内蒙古，西到四川成都，南达海南省，一生致力针灸疗法的研究和改良，将"应氏奇穴疗法"传播到了大江南北。第四代传人应达时、应杰、应巧儿一直从事着治病救人的工作，专攻肠胃病的理论研究和临床实践，继承和发扬了"应氏奇穴疗法"，治愈了众多溃疡性结肠炎、萎缩性胃炎等患者。他们开展相关课题研究并出版专著《应氏奇穴疗法治疗脾胃病》。应氏中医团队长年致力于胃肠病的研究和临床实践，编制行医用药指南，详细总结各种病因、各种证候的不同用药、治疗方法，研究开发中医专家系统软件，探讨着中医药服务连锁之路的方法和有效途径。

2015 年"应氏奇穴疗法"入选长春市级非物质文化遗产项目名录，2016 年入选吉林省级非物质文化遗产项目名录，2021 年又入选国家级非物质文化遗产项目名录。

（三）蒙医药

项目序号：972
项目编号：IX-12
1. 项目名称：赞巴拉道尔吉温针、火针疗法
入选时间：2008 年（第二批）
代表性传承人：乌兰，阿古拉
申报地区或单位：内蒙古自治区
保护单位：内蒙古自治区国际蒙医医院（内蒙古自治区蒙医药研究所）

（1）项目概要
蒙医药学是蒙古族世代积累并延传下来的科学结晶。

赞巴拉道尔吉是 19 世纪著名的蒙药学家。赞巴拉道尔吉温针疗法是用特制的银针在人体的固定部位或其他部位给予针刺加温灸刺激，达到预防、康复和治疗疾病目的的一种蒙医传统疗法。该疗法治疗风湿性关节炎、腰椎间盘突出症、急慢性腰扭伤、腰椎骨质增生症、颈椎病、肩周炎等疾病疗效显著。

（2）代表性传承人

乌兰（1963—），女，著名针灸学家。1986 年毕业于内蒙古医科大学（原内蒙古医学院）蒙医专业。乌兰刻苦科研，努力实践，以弘扬祖国传统医学为己任，为学科的建设和发展做出了突出贡献。1988 年，乌兰创办了蒙医五疗科，使蒙医温针、火针疗法得以发扬光大，以蒙医传统医疗方法服务于当地患者，填补了民族医药在该领域的空白。临床上，她应用蒙医针灸、火针、温针、放血、蒙药治疗

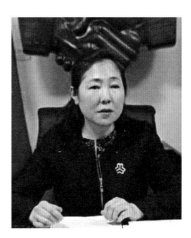

乌兰

脑出血、脑梗死、颈椎病、腰椎间盘突出症、急慢性腰扭挫伤、骨关节疾病等病症且临床取得显著疗效。同时她积极进行科学研究，先后主持完成内蒙古科委攻关项目"蒙药熏蒸远红外线治疗仪"等课题，发表学术论文 20 余篇，出版医学专著 3 部。她研发的"蒙医五疗灯"获国家专利。乌兰一直用认真的态度对待病人、对待民族医药的发展，曾荣获"全国五一劳动奖章"及"中国十大杰出青年""巾帼建功标兵"等荣誉称号。

阿古拉（1965—），男，著名针灸学家。1965 年出生于内蒙古扎赉特旗。1987 年毕业于内蒙古医科大学（原内蒙古医学院）蒙医专业，2008 年获蒙古国国立健康科技大学传统医学博士学位。临床上，阿古拉擅长采用蒙医特色疗法治疗疑难病、风湿科疾病等，疗程短、治愈率高，深得广大患者的信赖。他深入开展传统疗法搜集整理研究，进行理论探讨，同时大胆应用于临床，取得了显著效

果，对蒙医传统温针疗法、震动疗法、茶酒疗法等的教学及理论研究均产生了重要影响。阿古拉先后主持"蒙医温针治疗慢性疲劳综合征的作用机理研究""蒙药栀草通透液擦剂治疗软组织损伤实验研究""蒙医温针对疲劳大鼠盐皮质激素的影响"等融合多学科知识的多项现代研究课题，对蒙医传统疗法进行多方面、多层次系统研究，为建立和完善现代蒙医学体系奠定了重要基

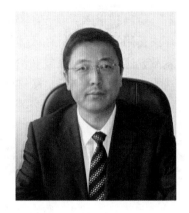

阿古拉

础。他也主持过国家"十五"攻关项目、"十一五"国家科技支撑计划重点子项目以及国家科技部、国家社会科学基金、国家中医药管理局、国家和内蒙古自治区自然科学基金等重点科研课题，取得了丰硕成果。2006 年阿古拉被评为全国中医药科技管理工作优秀工作者，2012 年获"十一五"自治区科技计划组织管理工作优秀奖。

2．项目名称：蒙医乌拉灸术

入选时间：2021（第五批）

申报地区或单位：内蒙古自治区通辽市

保护单位：内蒙古自治区通辽市蒙医研究所（通辽市蒙医医院）

"乌拉灸疗术"是蒙医传统疗术之一，属蒙医传统疗术的灸疗范畴。

18 世纪，蒙医学家伊喜巴拉珠尔在《甘露四部》中将乌拉草的采集、制作及乌拉灸疗术的施治时期、禁灸部位和穴位作了较系统的阐明。其操作流程是：秋季采集乌拉草，晾干与砖茶或碱相拌，制成锤形艾炷。需用时点燃，在选定的穴位上进行烧灼、熏熨。适用于消化不良、胃火衰败、浮肿、痞病、关节"黄水"病、疥痈、虚热病、癫狂、健忘症、新旧疮疡、妇女病等多种疾病。具有适应范围广、取材方便、疗效显著、见效快、副作用小、携带方便、经济适用等优点。

"乌拉灸疗术"具有浓郁的民族和地区历史文化印迹，是蒙古

族丰富的文化遗产之一，也是蒙医对中华医学的重要贡献，具有很高的医疗科学价值。

（四）畲族医药

项目序号：973

项目编号：IX-13

项目名称：痧症疗法

入选时间：2008年（第二批）

申报地区或单位：浙江省丽水市

保护单位：丽水市畲族医药研究会

畲族医药主要分布在浙江省丽水市景宁畲族自治县、莲都等七个县（市、区）的畲族乡镇。辐射地区有浙江省的泰顺、文成及福建省的部分乡镇。

畲族医药是畲族人民在长期生产、生活实践中，为适应生活环境和生存健康要求而探索创造出来的一门传统医学，是中国传统医药的重要组成部分，具有地区性、民族性、家传性等特点。由于畲民居住在山区或半山区，他们有独特的医疗方法与用药习惯，在医治跌打损伤、蛇伤、风湿、黄疸肝炎、小儿疳积、肺炎、骨髓炎等方面积累了很多祖传秘方和经验方法。由于畲族有语言无文字，畲医药大多为口传心授，习而验之，医药一体，重于实践，其自诊、自采、自制、自配、自用的特点决定了它传承的艰难性。现大多数民间畲医均年事已高，有些名畲医已去世。因此，抢救整理畲医药、开发畲医药已成为当务之急。

畲医痧症疗法是畲族医药中最具特色的治疗方法之一，许多畲医和畲民仍传承和掌握着多种发痧技术，多有手到病除之效。痧症的治疗大法就是发痧疗法，对于病情较轻者，常采用刮痧、撮痧、淬痧和搓痧等治疗方法。对于病情急重者，则采用针刺、放血、挑痧或配合畲药治疗，其治疗以单味、验方或辨证组方为主，最常用的药物有山苍子、破铜钱、塌地蜈蚣、粘花草、叶下白等十多种。

畲族医学对痧症的认识比较直观、形象，富有哲理，治疗极具特色。但对痧症的种类至今还没有统一的说法。有的认为痧症有

36 种，但多数认为有 72 种，还有 108 种之说。

　　畲医痧症疗法是畲族医药学的重要组成部分，也是祖国医药宝库中的瑰宝，对传承发展祖国医药文化有着重要的意义。目前这一民族传统医药文化，举步维艰，亟待保护。

（五）壮医药

　　项目序号：1193

　　项目编号：IX-18

　　项目名称：壮医药线点灸疗法

　　入选时间：2011 年（第三批）

　　申报地区或单位：广西中医药大学

　　保护单位：广西中医药大学

　　药线点灸是壮医药外治法之一。壮医所用的药线由苎麻搓成，直径 0.25mm、0.7mm、1mm 不等，用药水浸泡后干燥备用。使用时将药线点燃，点灼患者体表穴位，以达到疏通龙路、火路的目的，具有祛风通痹、止痛止痒、活血化瘀、消肿散结等作用。这种疗法，苎麻药线与浸泡的药水，均就地取材，草药药水按壮医理论处方。所取穴位有梅花穴、莲花穴、长子穴（均拟其形象）和经验穴等，也可用中医针灸穴位。

　　壮医药线点灸疗法，因应用方便，疗效较好，已作为农村适宜技术向全国推广。

（六）藏医药

　　项目序号：448

　　项目编号：IX-9

　　项目名称：藏医放血疗法

　　入选时间：2014 年（第四批）

　　代表性传承人：尼玛才让（2018 年）

　　申报地区或单位：青海省

　　（1）项目概要

　　藏医放血疗法在藏语中被称为"达日卡"或"达日嘎"，意为

"刺破的刀口"。放血疗法历史悠久，可以追溯至《四部医典》时代，且在当时已经发展得相当成熟，书中对于放血的部位、工具、方法、作用等皆有详细说明，被认为是藏医外治法中的翘楚。在临床操作时，除中医所用之针具，还会应用各种刀具，这与欧洲放血疗法工具更为近似，如斧形刀用于放骨边血，镰形刀用于放舌血等。在放血时机方面，也与中医理论不同，中医往往选择在热病早期、中期或病邪亢盛时采取放血治疗，后期则不会使用以防更加削弱机体正气而感受外邪。藏医则不然，在疾病的后期同样会选择放血，在操作前先令患者口服促使病血分离、加快恢复的药物，而后再放出病血。

（2）代表性传承人

尼玛才让（1981—），男，青海省藏医院传统诊疗中心副主任医师，青海省藏医药学会外治专业委员会常务理事，青海藏医学会会员，2014年全国名老中藏医药专家传承工作室藏医外治学继承人。

尼玛才让2005年毕业于青海大学藏医学院，后继续在母校攻读硕士研究生，目前在青海省藏医院工作。尼玛才让自小开始跟随舅舅贡确雅湃大夫学习藏医表皮放血疗法，熟练掌握藏医放血疗法的理论及临床技术，在临床中取得满意的疗效，使他在藏医

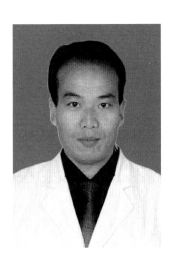

尼玛才让

放血疗法领域具有较大的影响力。在被确认为藏医放血疗法的代表性传承人后，积极开展传承推广活动，先后有5项技术荣获青海省级三新项目（新技术、新业务、新方法）奖；先后出版藏医放血疗法专著3本；发表《藏医达日卡疗法治疗高血脂的临床应用》《藏医特尔玛疗法治疗中风后遗症的临床应用》《100例"痛风"病藏医疗效总结》《"刚斑"（青腿牙疳）藏医临床诊治研究》等学术论文10余篇，并在青海、甘肃、西藏等地举办讲座10余次。尼玛才

让还在中央电视台以及青海省权威媒体宣传、介绍、演示藏医技术，培养学生 100 余人、业务骨干 20 余人。

参考文献

[1] 杨金生，王莹莹. 中医针灸传承集粹 [M]. 北京：中国中医药出版社，2015.

[2] 程凯，郝强收，高希言，等. 国医大师程莘农学术成就探讨 [J]. 中医学报，2011，26（11）：1295-1298.

[3] 黄涛. 见证历史分享光荣：记著名针灸学家程莘农教授 [J]. 中国针灸，2007（4）：299-302.

[4] 王京喜. 国医大师贺普仁治学精神之领悟 [C]// 第十五届针灸对机体功能的调节机制及针灸临床独特经验研讨会暨第十一届针灸经络学术研讨会会议论文集. 北京：中国针灸学会实验针灸分会，2010：2.

[5] 贺畅. 父亲贺普仁的学养根基与大医之路 [N]. 中国中医药报，2015-10-15（8）.

[6] 程海英. 贺普仁学术思想与经验传承 [J]. 北京中医药，2012，31（4）：243-245.

[7] 杜宇. 贺普仁：精诚大医　普仁长存 [J]. 中国卫生人才，2016（6）：64-66.

[8] 郭静，谢新才，孙敬青. "贺氏针灸三通法"享盛誉 [N]. 中国中医药报，2015-09-07（8）.

[9] 安军明，李迎真，吕静，等. 郭诚杰教授学术成就与思想述要 [J]. 上海针灸杂志，2012，31（6）：371-372.

[10] 谈太鹏，张静，张缙. 张缙教授学术思想渊源及启示 [J]. 中医学报，2017，32（9）：1648-1650.

[11] 李晓雷，程延安，高希言. 针灸大师张缙 [J]. 中医学报，2012，27（4）：416-418.

[12] 张伯礼. 津沽中医名家学术要略 [M]. 北京：中国中医药出版社，

2008：409-410.

[13] 陈立典，莫用元. 碥石集：著名中医学家经验传承 [M]. 北京：中国中医药出版社，2009：85-87.

[14] 赵华. 田从豁教授治疗痹证、瘾疹、不寐的经验挖掘分析 [D]. 北京：中国中医科学院，2007.

[15] 王琴. 当代名老中医图集 [M]. 北京：中医古籍出版社，2000.

[16] 周育平. 疑难杂症 [M]. 北京：科学技术文献出版社，2012.

[17] 黄璐琦. 国医华章：中国中医科学院第一至五批全国老中医药专家图集 [M]. 北京：中医古籍出版社，2013：72-76.

[18] 金瑛，周明琪. 杨继洲针灸的源流和特色 [N]. 中国中医药报，2017-10-16（04）.

[19] 陈月梅. 中藏医放血疗法临床应用比较研究 [D]. 西宁：青海大学，2018.

（本章撰稿：李 辰 王莹莹 吴滨江 李 萌 李鼎教授传承工作室 史慧妍 刘 健 杨 涛 郝 洋 刘光瑞 吴焕淦 金 瑛 李述东 郭盛楠 石志红 贾晓健）

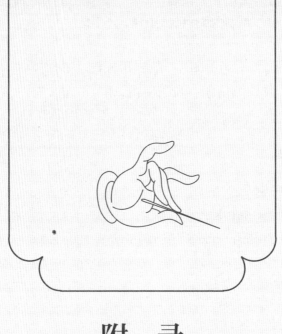

附 录

——

一、联合国教科文组织《人类非物质文化遗产代表作名录》中我国传统医学项目名单

（一）中医针灸

见前文。

（二）藏医药浴法

项目名称：藏医药浴法

Lum medicinal bathing of Sowa Rigpa，knowledge and practices concerning life，health and illness prevention and treatment among the Tibetan people in China

入选编号：01386

列入年份：2018 年

地　　区：亚太

国　　别：中华人民共和国

藏医药浴法，藏语称"泷沐"，是藏族人民以土、水、火、风、空"五源"生命观和隆、赤巴、培根"三因"健康观及疾病观为指导，通过沐浴天然温泉或药物煮熬的水汁或蒸汽，调节身心平衡，实现生命健康和疾病防治的传统知识和实践。该遗产项目既体现了相关社区民众通过沐浴防病、疗疾的民间经验，也是以《四部医典》为代表的传统藏医理论在当代健康实践中的继承和发展。作为藏医学"索瓦日巴"的重要组成部分，藏医药浴法以青藏高原的雅砻河谷和宗喀山脉的藏族农牧区为集中传承区域，广泛流布于西藏、青海、四川、甘肃、云南等地的藏区，为保障藏族民众的生命健康和防治疾病发挥着重要作用。该遗产项目承载着藏族天文历算、自然博物、仪式信仰、行为规范、起居饮馔等传统知识，同时也通过藏族神话、传说、史诗、戏剧、绘画、雕刻等文化表现形式得以广泛传播，既为藏族人民提供了持续的认同感，又丰富了人类的健康知识与实践，是世界文化多样性和人类创造力的见证。

二、联合国教科文组织《世界记忆名录》中传统医学项目

（一）《本草纲目》

申　请　年：2010
收　录　年：2011
提交国家：中国

《本草纲目》由明代医学家李时珍（1518—1593）耗时 27 年编纂完成。本书的第 1 版草稿在 1578 年明朝全盛时期形成。本书详细描述和介绍了所有被认为有药用价值的植物、动物、矿物或其他品类。本书概括了公元 16 世纪以前东亚的药学成就和发展。李时珍补充和纠正了许多前人关于疾病成因和药物的谬误，《本草纲目》揭开了现代药理研究的序幕。

《本草纲目》诞生于明朝（1368—1644）的中后期，全书共记载 1 892 种药物，包括明以前历代本草以及李时珍新增的 374 种药物，被誉为中国古代的药物百科全书。《本草纲目》结构严谨、层次分明、内容详尽，编写过程中参考了历代本草著作，这些本草著作除了具体的药物记载，还包含了历史各时期中医理论。最早本草的分类为上中下三品，后在流传中常混淆，所以《本草纲目》吸取唐以后按品种分类优点，将药物分为十六部六十类，包含动物药六部，植物药五部，矿物药两部和其他药三部，每条下有释名、集解、修治、气味、主治、正误、发明、附方、附录等内容。李时珍将前人智慧与个人见解相结合，按复者芟之、缺者补之、伪者纠之的原则编写。《本草纲目》中的纲目编写特点是：大书为纲，分注为目；大部为纲，小类为目；正名为纲，释名为目；总名为纲，附品为目；标名为纲，列事为目。纲目列举由简到繁，十分符合现代分类学逻辑。在每种药物的具体条目中，将内含的中医理论叙述非常全面，在药物名称上引经据典释其含义，在药性上详列其性味归经，结合主治的中医病种述其形神、脏腑、阴阳、气血等方面的调治功能，在使用上还说明了药物配伍及禁忌等。

《本草纲目》在 18—20 世纪期间，被全译或节译成英、法、俄、德、日、韩等 20 多种语言文字，再版 100 余次，并于全球广

泛流传，被医学、史学、文字学等多领域学者关注和研究。可以说，《本草纲目》是集中国 16 世纪以前中药学之大成，是当时政治、经济、文化、科技成果的汇聚，具有世界级的影响力。其记载内容对天文、地理、地质、采矿、生物、化学等学科都有所贡献，对后世主要是我国植物学的研究产生了巨大影响。

（二）《黄帝内经》

申　请　年：2010
收　录　年：2011
提交国家：中国

《黄帝内经》是中医学最早也是最重要的中国传统医学文献，被认作是最基础也是最具代表性的医学著作。在《世界记忆名录》中提交的版本是 1339 年完成的胡氏古林书堂刻本，此刻本应用的是木刻印刷术，是该书目前存世版本中保存最完整的早期版本。

《黄帝内经》最早在《汉书》中记载为"黄帝内经八十一卷"。晋代皇甫谧提出《黄帝内经》包括《素问》《针经》两部分，到唐代王冰把《针经》改名《灵枢》沿用至今。历代医家皆重视对《黄帝内经》的注释，比较有名的有南北朝时全元起注本，隋唐时杨上善注本，宋代林亿等人注本，明马莳、吴昆、张景岳、李中梓注本，清张志聪、高世栻注本等。1949 年后，人民卫生出版社出版了集历代注释的多种版本。

《黄帝内经》是中医理论形成的标志，是中国传统文化的精髓，它并非一人一时之作，具有一段时期历史文化的融合，内容涉及医学、哲学、心理学、天文学、地理学、历史学等范畴。《黄帝内经》的内容起于秦成于汉，内含诸子百家的多种思想，主要理论有天人合一、气、阴阳、五行等，与黄老道家的思想最为接近。老子言：道生一，一生二，二生三，三生万物。后庄子用气来释一，成为早期元气论的雏形。气被看作是万物的本源，气可以化形，是自然物质、各种现象和人身体、秉性、情绪的根本。如《素问·阴阳应象大论》有人体精气形神相互转化的描述："阳为气，阴为味。

味归形，形归气，气归精，精归化。精食气，形食味，化生精，气生形。"所以有百病生于气一说。到战国后期，阴阳、五行学说盛行，两种学说与医学密切结合。《素问·阴阳应象大论》有"阴阳者，天地之道也，万物之纲纪，变化之父母，生杀之本始，神明之府也，治病必求于本"。阴阳对立，而又互根互用，阴阳之间的消长变化是事物发生、发展的本质，通过阴阳的运动变化来认识人生理、心理、病理等变化。《灵枢·通天》言"天地之间，六合之内，不离于五，人亦应之，非徒一阴一阳而已也"，强调了五行学说。中医学用"五"区分了自然界乃至人体的诸多方面，如五方、五时、五色、五味、五脏等。以五行之间的克胜、生化、乘侮规律来阐释自然、人体的各种变化。《素问·宝命全形论》曰："人以天地之气生，四时之法成。"阴阳、五行等差异加之于人体，则有体质、情绪等异同，它们之间的运动加之于人则会产生一系列的身心变化。这些通过象思维的认识与实践，既能总结自然，又能运用于人体，是中医理论天人合一思想的体现。

　　天人合一继而人身心合一，因此《黄帝内经》中养性修德的内容，是指导人养生的一大重点。《灵枢·本神》："天之在我者德也，地之在我者气也。德流气薄而生者也。"效法天地，顺从自然，修身养德才是人的生存之道。在《黄帝内经》中提到对真人、至人、圣人、贤人四种境界的追求，肯定了人性向善对人个体乃至社会的正面影响。人秉天地之德，"逆之则灾害生，从之则苛疾不起，是谓得道"。德行有失，人的情志继而身形也会进入病态，所以《素问·四气调神大论》讲"圣人不治已病，治未病"，强调未病之时的修身养德，达到预防疾病的目的，这也是现代中医药事业发展的重点之一。人有五脏，化生五志七情，情绪变化直接影响五脏形气，所以情志贵在平衡，过度则生内伤，体现了中医平衡、中和的养生观。总之，《黄帝内经》秉承了中国多种传统文化要素，所形成的中医理论具有深刻的人文精神，是现代中医药学的根本。

（三）墨西哥抄本合集

申　请　年：1997
收　录　年：1997
提交国家：墨西哥

墨西哥历史人文图书馆提交的墨西哥抄本合集包含前西班牙法典，92 件殖民原稿和 68 件摹写。它是一份长方形的手稿，尺寸小，采用阿玛特纸材料，用古典纳瓦特尔语记录，据其磨损痕迹分析，很有可能被所有者置于衣袋内随身携带。本文献材料创建于 1590 年，大多数绘本都是 16 世纪绘制的，也有一些是 17 和 18 世纪完成，还有非常少的部分是 19 世纪或 20 世纪初完成的。

该手稿内含历法和占星信息，部分与医学实践相关。它记述了 1100—1590 年阿兹特克人迁徙到墨西哥谷地的历史，其中还有西班牙征服者以及基督教信仰的相关内容。被称为"法典"的绘本是仅有的前西班牙文化史料，记录着原住民和西班牙殖民者的关系，他们也是中美洲独有的读写文化的唯一鲜活范例。

（四）卧佛寺古石碑

申　请　年：2010
收　录　年：2011
提交国家：泰国

泰国曼谷的菩提庙卧佛寺始建于 1793 年泰皇拉玛一世建都时期，是泰国最古老、最大的寺庙，供奉泰国最大的卧佛、最多的佛像和佛塔，内有 1 431 块泰语碑文。碑文刻录于公元 1831 至 1841 年间，记录了宗教和世俗文化，代表了在全球的政治、经济、文化背景下，泰国对本国和亚洲的广泛认知，内容包括建寺历史、佛史、医药、格言、文学、地理、风俗习惯等。这是拉玛三世和泰国学者致力于保护、流传所做的努力，旨在对公众进行文化传承、文化多样性和文明发展教育。

在卧佛寺保存的古碑文中，年代最久远的是第一世皇时期的卧佛寺建寺碑文，有两百多年历史，而最受瞩目的是古式按摩碑文以及隐修者筋经按摩术碑文。卧佛寺作为泰国教育中心及哲学家聚集场所，因其含有泰国正宗传统按摩医术，至今寺内仍有一所泰国古典按摩学校。

（五）中世纪医药学手稿

申 请 年：2005
收 录 年：2005
提交国家：阿塞拜疆

此手稿非常珍贵，一些医学文献仅存于此手稿中。其他书籍中仅有非常少的手稿被世界馆藏。时光流逝，许多手稿被遗失了。所以此手稿非常独特而不可替代。它收录于阿塞拜疆国立图书馆。

此手稿分为三部分：
Ⅰ Rustam Jurjani 所著《Nizamshah 物料》
Ⅱ Abu Ali Ibn Sina 所著《医学经》
Ⅲ Abu al-Qasim al-Zahravi 所著《十三疗法》

（翻译、撰稿：郝 洋 李 萌）

参考文献

[1] 世界记忆名录 [DB/OL]. http：//www. unesco. org/new/zh/communication-and-information/memory-of-the-world/register/

[2] 世界数字图书馆 [DB/OL]. https：//www.wdl.org/zh/item/15284/#q=%E5%A2%A8%E8%A5%BF%E5%93%A5%E6%8A%84%E6%9C%AC&qla=zh

[3] 刘洪娇，梁勇满，许亮，等.《本草纲目》成书特点探析 [J]. 亚太传统医药，2017，13（23）：10-16.

[4] 刘山永.《本草纲目》版本源流概况：兼论首刻金陵版本特点 [J]. 中医文献杂志，2000（01）：1-2.

[5] 孙松辉. 《内经》版本探源 [J]. 中医函授通讯, 1994 (5): 4-5.

[6] 周金胜. 《黄帝内经》人性思想研究 [D]. 郑州: 郑州大学, 2014.

[7] 黄龙祥. 中国针灸史图鉴 [M]. 青岛: 青岛出版社, 2015: 9.

三、我国传统医药类非物质文化遗产项目名录

（一）国家级非物质文化遗产代表作名录项目（传统医药类）

1. 第一批国家级非物质文化遗产项目

序号	编号	名称	申报地区
440	IX-1	中医生命与疾病认知方法	中央
441	IX-2	中医诊法	中央
442	IX-3	中药炮制技术	中央
443	IX-4	中医传统制剂方法	中央
444	IX-5	针灸	中央
445	IX-6	中医正骨疗法	中央
446	IX-7	同仁堂中医药文化	北京市
447	IX-8	胡庆余堂中药文化	浙江省
448	IX-9	藏医药	中央、四川省、西藏自治区

2. 第二批国家级非物质文化遗产项目

序号	编号	名称	申报地区
970	IX-10	中医养生	山西省、福建省
971	IX-11	传统中医药文化	北京市、广东省、湖南省、贵州省
972	IX-12	蒙医药	内蒙古自治区
973	IX-13	畲族医药	浙江省、福建省

序号	编号	名称	申报地区
974	IX-14	瑶族医药	贵州省
975	IX-15	苗医药	贵州省
976	IX-16	侗医药	贵州省
977	IX-17	回族医药	宁夏回族自治区

3. 第三批国家级非物质文化遗产项目

序号	编号	名称	申报地区
1193	IX-18	壮医药	广西壮族自治区
1194	IX-19	彝医药	云南省
1195	IX-20	傣医药	云南省
1196	IX-21	维吾尔医药	新疆维吾尔自治区

4. 第四批国家级非物质文化遗产项目

序号	编号	名称	申报地区
441	IX-2	中医诊疗法：	
		清华池传统修脚术	北京市西城区
		中医络病诊疗方法	河北省石家庄市
		脏腑推拿疗法	河北省保定市
		顾氏外科疗法	上海市
		古本易筋经十二势导引法	上海市
		丁氏痔科医术	江苏省南京市秦淮区
		扬州传统修脚术	江苏省扬州市
		董氏儿科医术	浙江省宁波市海曙区
		西园喉科医术	安徽省歙县
		买氏中医外治法	河南省周口市川汇区
		毛氏济世堂脱骨疽疗法	河南省新蔡县
		镇氏风湿病马钱子疗法	湖北省咸宁市咸安区
		一指禅推拿（贾氏点穴疗法）	广东省珠海市

序号	编号	名称	申报地区
442	IX-3	中药炮制技艺：	
		人参炮制技艺	吉林省通化市
		武义寿仙谷中药炮制技艺	浙江省武义县
		樟树中药炮制技艺	江西省樟树市
443	IX-4	中医传统制剂方法：	
		安宫牛黄丸制作技艺	北京市东城区、天津市南开区、山西省太谷县
		隆顺榕卫药制作技艺	天津市南开区
		益德成闻药制作技艺	天津市红桥区
		京万红软膏组方与制作技艺	天津市西青区
		金牛眼药制作技艺	河北省定州市
		点舌丸制作技艺	山西省新绛县
		鸿茅药酒配制技艺	内蒙古自治区凉城县
		平氏浸膏制作技艺	吉林省长春市九台区
		枇杷露传统制剂	黑龙江省哈尔滨市南岗区
		老王麻子膏药制作技艺	黑龙江省哈尔滨市道外区
		方回春堂传统膏方制作技艺	浙江省杭州市上城区
		二仙膏制作技艺	山东省济宁市任城区
		太安堂麒麟丸制作技艺	广东省汕头市
		昆中药传统中药制剂	云南省昆明市
		马明仁膏药制作技艺	陕西省西安市碑林区
444	IX-5	针灸：	
		杨继洲针灸	浙江省衢州市
445	IX-6	中医正骨疗法：	
		海城苏氏正骨	辽宁省海城市
		上海石氏伤科疗法	上海市
		新泰孟氏正骨疗法	山东省新泰市
		新邵孙氏正骨术	湖南省新邵县
448	IX-9	藏医药：	
		山南藏医药浴法	西藏自治区山南地区
		藏医放血疗法	青海省
972	IX-12	蒙医药：	
		科尔沁蒙医药浴疗法	内蒙古自治区科尔沁右翼中旗

续表

序号	编号	名称	申报地区
977	IX-17	回族医药： 陈氏回族医技十法	宁夏回族自治区吴忠市
1194	IX-19	彝医药： 拨云锭制作技艺	云南省楚雄市
1196	IX-21	维吾尔医药： 沙疗	新疆维吾尔自治区吐鲁番市

5. 第五批国家级非物质文化遗产项目

序号	编号	名称	申报地区及单位区
441	IX-2	中医诊疗法： 孔伯华中医世家医术 津沽脏腑推拿 摸骨正脊术 丁氏推拿疗法 朱氏妇科疗法 绍派伤寒 祁门蛇伤疗法 南少林理筋整脊疗法 张氏经络收放疗法 宋氏中医外科疗法 陈氏蜂疗法 李仲愚杵针疗法 海西民间青盐药用技艺 应氏奇穴疗法	北京市朝阳区 天津市南开区 山西省晋中市灵石县 上海市 上海市 浙江省绍兴市 安徽省黄山市祁门县 福建省 河南省新乡市红旗区 河南省平顶山市汝州市 湖南省郴州市 四川省 青海省海西蒙古族藏族自治州 中国民族医药学会
442	IX-3	中药炮制技艺： 汉派彭银亭中药炮制技艺 新会陈皮炮制技艺 岷县当归加工技艺	湖北省武汉市江岸区 广东省江门市新会区 甘肃省定西市岷县
443	IX-4	中医传统制剂方法： 达仁堂牛黄清心丸制作技艺 宏仁堂紫雪散传统制作技艺 腰痛宁组方及其药物炮制工艺 王氏保赤丸制作技艺 叶开泰传统中药制剂方法 马氏济慈堂生育药剂制作技艺	天津市 天津市 河北省承德市 江苏省南通市 湖北省武汉市 宁夏回族自治区吴忠市

序号	编号	名称	申报地区及单位区
444	IX-5	针灸： 蕲春艾灸疗法 岭南陈氏针法 赵氏雷火灸 程氏针灸	 湖北省黄冈市蕲春县 广东省 重庆市渝中区 中国中医科学院
445	IX-6	中医正骨疗法： 三空李氏正骨 魏氏伤科疗法 施氏伤科疗法 徐氏中医正骨 燕青门正骨疗法 朱氏正骨术	 内蒙古自治区 上海市 上海市黄浦区 山东省滨州市沾化区 重庆市江北区 陕西省渭南市富平县
448	IX-9	藏医药： 索瓦日巴——藏医有关生命、健康及疾病的认知与实践 尤阙疗法 藏医脉泻杂炯疗法	 西藏自治区 青海省海东市循化撒拉族自治县 西藏自治区那曲市
970	IX-10	中医养生： 中医传统导引法 二十四节气中医导引养生法	 北京中医药大学 中国中医科学院
971	IX-11	传统中医药文化： 桐君传统中药文化 朱丹溪中医药文化 宏济堂中医药文化 龙山药王医药文化	 浙江省杭州市桐庐县 浙江省金华市义乌市 山东省济南市 湖南省邵阳市新邵县
972	IX-12	蒙医药： 蒙医乌拉灸术	 内蒙古自治区通辽市
975	IX-15	苗医药： 骨髓骨伤药膏	 贵州省黔东南苗族侗族自治州麻江县
1196	IX-21	维吾尔医药： 和田药茶制作技艺	 新疆维吾尔自治区和田地区策勒县

（二）国家级传统医药类非物质文化遗产项目代表性传承人

编号	姓名	项目名称	申报地区或单位
01-0198	路志正	中医生命与疾病认知方法	中国中医科学院
01-0199	王绵之	中医生命与疾病认知方法	中国中医科学院
01-0200	颜德馨	中医生命与疾病认知方法	中国中医科学院
01-0201	曹洪欣	中医生命与疾病认知方法	中国中医科学院
01-0202	吴咸中	中医生命与疾病认知方法	中国中医科学院
01-0203	陈可冀	中医生命与疾病认知方法	中国中医科学院
01-0204	邓铁涛	中医诊法	中国中医科学院
01-0205	周仲瑛	中医诊法	中国中医科学院
01-0206	王孝涛	中药炮制技术	中国中医科学院
01-0207	金世元	中药炮制技术	中国中药协会
01-0208	颜正华	中医传统制剂方法	中国中医科学院
01-0209	张伯礼	中医传统制剂方法	中国中药协会
01-0210	王雪苔	针灸	中国中医科学院
01-0211	贺普仁	针灸	中国针灸学会
01-0212	郭维淮	中医正骨疗法	中国中医科学院
01-0213	孙树椿	中医正骨疗法	中国中医科学院
01-0214	施杞	中医正骨疗法	中国中医科学院
01-0215	卢广荣	同仁堂中医药文化	中国北京同仁堂（集团）有限责任公司
01-0216	金霭英	同仁堂中医药文化	中国北京同仁堂（集团）有限责任公司
01-0217	关庆维	同仁堂中医药文化	中国北京同仁堂（集团）有限责任公司
01-0218	田瑞华	同仁堂中医药文化	中国北京同仁堂（集团）有限责任公司
01-0219	冯根生	胡庆余堂中药文化	浙江省杭州市

续表

编号	姓名	项目名称	申报地区或单位
01-0220	强巴赤列	藏医药	西藏自治区
01-0221	尼玛次仁	藏医药（拉萨北派藏医水银洗炼法和藏药仁青常觉配伍技艺）	西藏自治区
01-0222	索朗其美	藏医药（拉萨北派藏医水银洗炼法和藏药仁青常觉配伍技艺）	西藏自治区
01-0223	嘎务	藏医药（拉萨北派藏医水银洗炼法和藏药仁青常觉配伍技艺）	西藏自治区
01-0224	多吉	藏医药（拉萨北派藏医水银洗炼法和藏药仁青常觉配伍技艺）	西藏自治区
01-0225	唐卡·昂翁降措	藏医药（甘孜州南派藏医药）	四川省甘孜藏族自治州
01-0226	格桑尼玛	藏医药（甘孜州南派藏医药）	四川省甘孜藏族自治州
03-1440	孙树武	中药炮制技术（四大怀药种植与炮制）	河南省焦作市武陟县
03-1441	李成杰	中药炮制技术（四大怀药种植与炮制）	河南省焦作市
03-1442	杨巨奎	中医传统制剂方法（龟龄集传统制作技艺）	山西省晋中市太谷县
03-1443	李英杰	中医传统制剂方法（雷允上六神丸制作技艺）	江苏省-苏州市
03-1444	秦玉峰	中医传统制剂方法（东阿阿胶制作技艺）	山东省聊城市东阿县
03-1445	刘光瑞	针灸（刘氏刺熨疗法）	重庆市渝中区
03-1446	刘钢	中医正骨疗法（宫廷正骨）	北京市护国寺中医医院
03-1447	罗金殿	中医正骨疗法（罗氏正骨法）	北京市朝阳区

编号	姓名	项目名称	申报地区或单位
03-1448	石仰山	中医正骨疗法（石氏伤科疗法）	上海市黄浦区
03-1449	郭艳锦	中医正骨疗法（平乐郭氏正骨法）	河南省洛阳市
03-1450	米玛	藏医药（藏医外治法）	西藏自治区藏医学院
03-1451	格桑次仁	藏医药（藏医尿诊法）	西藏自治区山南地区藏医院
03-1452	李先加	藏医药（藏医药浴疗法）	青海省藏医院
03-1453	丹增彭措	藏医药（藏药炮制技艺）	西藏自治区藏医院
03-1454	索朗顿珠	藏医药（藏药炮制技艺）	西藏自治区藏医院
03-1455	洛桑多吉	藏医药（藏药七十味珍珠丸配伍技艺）	西藏自治区藏药厂
03-1456	白玛加措	藏医药（藏药珊瑚七十味丸配伍技艺）	西藏自治区雄巴拉曲神水藏药厂
03-1457	俄日	藏医药（藏药阿如拉炮制技艺）	青海省金诃藏药药业股份有限公司
03-1458	尕玛措尼	藏医药（藏药阿如拉炮制技艺）	青海省金诃藏药药业股份有限公司
03-1459	桑杰	藏医药（七十味珍珠丸赛太炮制技艺）	青海省金诃藏药药业股份有限公司
03-1460	尼玛	藏医药（七十味珍珠丸赛太炮制技艺）	青海省金诃藏药药业股份有限公司
03-1461	区欲想	传统中医药文化（潘高寿传统中药文化）	广东省广州潘高寿药业股份有限公司
03-1462	乌兰	蒙医药（赞巴拉道尔吉温针、火针疗法）	内蒙古自治区
03-1463	阿古拉	蒙医药（赞巴拉道尔吉温针、火针疗法）	内蒙古自治区
04-1935	葛凤麟	中医诊法（葛氏捏筋拍打疗法）	北京市海淀区

续表

编号	姓名	项目名称	申报地区或单位
04-1936	王兴治	中医诊法（王氏脊椎疗法）	北京市西城区
04-1937	王培章	中医诊法（道虎壁王氏妇科）	山西省晋中市平遥县
04-1938	朱鼎成	中医诊法（朱氏推拿疗法）	上海市
04-1939	李济仁	中医诊法（张一帖内科疗法）	安徽省黄山市
04-1940	张舜华	中医诊法（张一帖内科疗法）	安徽省黄山市
04-1941	柳惠武	中医传统制剂方法（龟龄集传统制作技艺、定坤丹制作技艺）	山西省晋中市太谷县
04-1942	劳三申	中医传统制剂方法（六神丸制作技艺）	上海市黄浦区
04-1943	杨福安	中医传统制剂方法（东阿阿胶制作技艺）	山东省济南市平阴县
04-1944	夏小中	中医传统制剂方法（夏氏丹药制作技艺）	湖北省荆门市京山县
04-1945	武承谋	中医正骨疗法（武氏正骨法）	山西省晋城市高平市
04-1946	张玉柱	中医正骨疗法（张氏骨伤疗法）	浙江省杭州市富阳区
04-1947	占堆	藏医药（藏药炮制技艺）	西藏自治区
04-1948	雷雨霖	传统中医药文化（鹤年堂中医药养生文化）	北京市
04-1949	包金山	蒙医药（蒙医正骨疗法）	内蒙古自治区通辽市科尔沁左翼后旗
04-1950	龙玉年	苗医药（癫痫症疗法）	湖南省湘西土家族苗族自治州凤凰县
04-1951	张宝玉	回族医药（张氏回医正骨疗法）	宁夏回族自治区吴忠市
04-1952	杨华祥	回族医药（回族汤瓶八诊疗法）	宁夏回族自治区银川市
04-1953	余惠祥	彝医药（彝医水膏药疗法）	云南省楚雄彝族自治州
04-1954	阿不都吾布尔·阿吉	维吾尔医药（木尼孜其·木斯力汤药制作技艺）	新疆维吾尔自治区和田地区
04-1955	艾比不拉·玉素甫	维吾尔医药（维药传统炮制技艺）	新疆维吾尔自治区

编号	姓名	项目名称	申报地区或单位
05-2912	王建生	中医诊疗法（清华池传统修脚术）	北京市西城区
05-2913	吴以岭	中医诊疗法（中医络病诊疗方法）	河北省石家庄市
05-2914	王红星	中医诊疗法（脏腑推拿疗法）	河北省保定市
05-2915	陆德铭	中医诊疗法（顾氏外科疗法）	上海市
05-2916	严蔚冰	中医诊疗法（古本易筋经十二势导引法）	上海市
05-2917	陆琴	中医诊疗法（扬州传统修脚术）	江苏省扬州市
05-2918	董幼祺	中医诊疗法（董氏儿科医术）	浙江省宁波市海曙区
05-2919	郑铎	中医诊疗法（西园喉科医术）	安徽省歙县
05-2920	买建修	中医诊疗法（买氏中医外治法）	河南省周口市川汇区
05-2921	毛顺卿	中医诊疗法（毛氏济世堂脱骨疽疗法）	河南省新蔡县
05-2922	镇水清	中医诊疗法（镇氏风湿病马钱子疗法）	湖北省咸宁市咸安区
05-2923	韩竞生	中医诊疗法（一指禅推拿）	广东省珠海市
05-2924	陈荣钟	中医诊疗法（贾氏点穴疗法）	广东省深圳市
05-2925	王俊良	中药炮制技艺（人参炮制技艺）	吉林省通化市
05-2926	许冬瑾	中药炮制技艺（人参炮制技艺）	吉林省通化市
05-2927	李明焱	中药炮制技艺（武义寿仙谷中药炮制技艺）	浙江省武义县
05-2928	袁小平	中药炮制技艺（樟树中药炮制技艺）	江西省樟树市
05-2929	胡昌江	中药炮制技艺	四川省成都市
05-2930	郭玉凤	中医传统制剂方法（达仁堂清宫寿桃丸传统制作技艺）	天津中新药业集团股份有限公司达仁堂制药厂
05-2931	李燕钰	中医传统制剂方法（安宫牛黄丸制作技艺）	天津市南开区

续表

编号	姓名	项目名称	申报地区或单位
05-2932	高强	中医传统制剂方法（隆顺榕卫药制作技艺）	天津市南开区
05-2933	马卫东	中医传统制剂方法（益德成闻药制作技艺）	天津市红桥区
05-2934	刘文伟	中医传统制剂方法（京万红软膏组方与制作技艺）	天津市西青区
05-2935	穆滨	中医传统制剂方法（枇杷露传统制剂）	黑龙江省哈尔滨市南岗区
05-2936	王燕铭	中医传统制剂方法（老王麻子膏药制作技艺）	黑龙江省哈尔滨市道外区
05-2937	刘柏生	中医传统制剂方法（致和堂膏滋药制作技艺）	江苏省江阴市
05-2938	俞柏堂	中医传统制剂方法（方回春堂传统膏方制作技艺）	浙江省杭州市上城区
05-2939	廖志钟	中医传统制剂方法（罗浮山百草油制作技艺）	广东省博罗县
05-2940	柯树泉	中医传统制剂方法（太安堂麒麟丸制作技艺）	广东省汕头市
05-2941	殷树荣	中医传统制剂方法（桐君阁传统丸剂制作技艺）	重庆市南岸区
05-2942	张元昆	中医传统制剂方法（昆中药传统中药制剂）	云南省昆明市
05-2943	马绪斌	中医传统制剂方法（马明仁膏药制作技艺）	陕西省西安市碑林区
05-2944	郭诚杰	针灸	中国针灸学会
05-2945	李鼎	针灸	中国针灸学会
05-2946	石学敏	针灸	中国针灸学会
05-2947	田从豁	针灸	中国针灸学会
05-2948	张缙	针灸	中国针灸学会

续表

编号	姓名	项目名称	申报地区或单位
05-2949	陆焱垚	针灸（陆氏针灸疗法）	上海市
05-2950	金瑛	针灸（杨继洲针灸）	浙江省衢州市
05-2951	罗素兰	中医正骨疗法（罗氏正骨法）	北京市朝阳区
05-2952	苏继承	中医正骨疗法（海城苏氏正骨）	辽宁省海城市
05-2953	石印玉	中医正骨疗法（上海石氏伤科疗法）	上海市
05-2954	章岩友	中医正骨疗法（章氏骨伤疗法）	浙江省台州市
05-2955	郭艳幸	中医正骨疗法（平乐郭氏正骨法）	河南省洛阳市
05-2956	廖怀章	中医正骨疗法（新邵孙氏正骨术）	湖南省新邵县
05-2957	明珠	藏医药（山南藏医药浴法）	西藏自治区山南市
05-2958	索南旺杰	藏医药（甘南藏医药）	甘肃省碌曲县
05-2959	尼玛才让	藏医药（藏医放血疗法）	青海省
05-2960	包斯琴	蒙医药（蒙医传统正骨术）	内蒙古自治区中蒙医医院
05-2961	王布和	蒙医药（科尔沁蒙医药浴疗法）	内蒙古自治区科尔沁右翼中旗
05-2962	赵有辉	瑶族医药（药浴疗法）	贵州省从江县
05-2963	田兴秀	苗医药（钻节风疗法）	湖南省花垣县
05-2964	王增世	苗医药（骨伤蛇伤疗法）	贵州省雷山县
05-2965	陈卫川	回族医药（陈氏回族医技十法）	宁夏回族自治区吴忠市
05-2966	阿布都克力木·阿布都热木	维吾尔医药（食物疗法）	新疆维吾尔自治区莎车县
05-2967	吾尔阿力·赛塔尔汗	哈萨克族医药（布拉吾药浴熏蒸疗法、卧塔什正骨术、冻伤疗法）	新疆维吾尔自治区阿勒泰地区

编号	姓名	项目名称	申报地区或单位
05-2968	木胡塞英·马胡力别克	哈萨克族医药（布拉吾药浴熏蒸疗法、卧塔什正骨术、冻伤疗法）	新疆维吾尔自治区阿勒泰地区
05-2969	巴合提别克·胡马尔哈吉	哈萨克族医药（布拉吾药浴熏蒸疗法、卧塔什正骨术、冻伤疗法）	新疆维吾尔自治区阿勒泰地区

（三）我国各直辖市、自治区、省级非物质文化遗产（传统医药类）

1. 北京市

序号	编号	名称	申报地区或单位
1		鹤年堂中医药养生文化	北京鹤年堂医药有限责任公司
2		宫廷正骨（上驷院绰班处）	北京中医药大学附属护国寺中医医院
3		孔伯华中医世家及诊疗方法	北京市孔伯华养生医馆
4		罗氏正骨法	北京市罗有明中医骨伤科医院
5	BJIX-1	祖传张氏正骨	北京市昌平区马池口镇文化服务中心、北京楼自庄"祖传张氏正骨"医术第四代传承人
6		小罗山任氏祖传中医正骨	北京市怀柔区张秀云中医骨伤诊所
43		同仁堂中医药文化	中国北京同仁堂（集团）有限责任公司
53		王氏脊椎疗法	世界中医药学会联合会中医特色诊疗研究专业委员会
54	BJIX-2	葛氏捏筋拍打疗法	北京世纪坛医院
55	BJIX-3	程氏针灸	北京大诚中医门诊部有限公司
56	BJIX-4	清华池修治脚病传统技艺	北京翔达投资管理有限公司清华池浴池

2．天津市

序号	名称	申报单位
1	天津隆顺榕中药生产技艺	河北区
2	达仁堂清宫寿桃丸宫廷秘方及其传统制剂工艺	天津中新药业集团股份有限公司达仁堂制药厂

3．上海市

序号	名称
1	朱氏一指禅
2	朱氏妇科疗法
3	针灸疗法
4	张氏风科疗法
5	余天成堂传统中医药文化
6	益大中药饮片炮制工艺
7	徐氏儿科疗法
8	外科疗法
9	伤科疗法
10	六神丸制作技艺
11	敛痔散制作技艺
12	竿山何氏中医文化
13	范式眼科疗法
14	丁氏推拿疗法
15	丁氏内科疗法

4．重庆市

序号	编号	名称	申报地区或单位
57	IX-1	刘氏刺熨疗法	渝中区
87	IX-2	桐君阁传统中成药制作工艺文化	南岸区
88	IX-3	郭氏养生按摩手法	九龙坡区
89	IX-4	缙云山道医养生	北碚区
108	IX-5	燕青门正骨疗法	渝中区
109	IX-6	邵氏烧烫伤消痕疗法	江津区
110	IX-7	鹿角镇民间蛇伤疗法	彭水县
95	IX-8	李志沧传统中医正骨术	涪陵区
99	IX-9	郭昌毕中医跌打损伤传统疗法	涪陵区
100	IX-10	赵氏雷火灸	渝中区
101	IX-11	老氏静卧养生法	大渡口区
102	IX-12	刘氏"捏膈食筋"疗法	黔江区
103	IX-13	柴氏推灸养生祛病法	奉节县

5．河北省

序号	编号	名称	申报地区或单位
97	X-1	永年太和堂	邯郸市永年区
86	IX-1	脏腑推拿术	保定市
87	IX-2	金牛眼药	保定定州市
88	IX-3	丁氏正骨	沧州盐山县
89	IX-4	青县点穴拨穴疗法	沧州青县
133		中医络病诊疗方法	河北以岭医院
134		药囊防病法（苍香玉屏袋）	石家庄井陉县

序号	编号	名称	申报地区或单位
135		万宝堂中医药文化	保定市
136		安国中药材加工炮制技艺	保定安国市

6. 山西省

序号	编号	项目名称	申报地区或单位
86	IX-1	傅山养生健身术（八珍汤、傅青主女科、傅山传说）	太原市尖草坪区
87	IX-2	龟龄集酒药传统制作工艺	晋中市太谷县
113	IX-1	竹叶青酒泡制技艺	杏花村汾酒集团
114	IX-2	梅花点舌丸制作技艺	山西双人药业有限责任公司
115	IX-3	小儿七珍丸制作技艺	山西双人药业有限责任公司
116	IX-4	榆社阿胶熬制技艺	榆社阿胶厂
117	IX-5	定坤丹制作技艺	山西省广誉远国药有限公司
118	IX-6	垣曲菖蒲酒泡制技艺	垣曲县舜皇菖蒲酒业有限公司
119	IX-7	武氏正骨法	高平市文化馆
120	IX-8	平遥"道虎壁"王氏中医妇科	平遥县王恭诊所、晋中市道虎壁王氏妇科研究院
54	IX-2	龟龄御酒传统制作技艺	山西龟龄御酒厂
55	IX-3	中医传统制剂方法（白氏拔毒膏药与生肌散制作技艺）（安宫牛黄丸制作技艺）（勒马回中药制作技艺）	仁庄中医外科诊所、山西广誉远国药有限公司、运城市万荣三九药业有限公司
56	IX-9	中医正骨疗法（李氏正骨疗法）（何氏中医正骨）（平王中医正骨）	长治城区红十字李新如骨科医院、运城市稷山县洪新诊所、运城市芮城县陌南镇、平王村中医骨科诊所

序号	编号	项目名称	申报地区或单位
57	Ⅸ-10	中医诊法（吉祥王氏烧伤）（腹揉康传统揉肚技艺）	临汾市曲沃县吉祥村卫生所、运城腹揉康传统揉肚特色疗法研究所
1	Ⅸ-14	中医烧伤疗法（杨氏中医烧伤疗法）（冯氏中医皮肤烧伤疗法）	平遥县杨复兴诊所、万荣皮肤烧伤研究所
2	Ⅸ-15	中药炼制技艺（传统丹药炼制技艺）	稷山县清河镇秦家庄卫生所
112	36	浑源正北芪加工技艺	大同市浑源县 浑源县黄芪合作协会
180	1	麝雄至宝丸	晋中市太谷 山西广誉远国药有限公司
181	2	牛黄清心丸制作技艺	晋中市太谷 山西广誉远国药有限公司
182	3	牛黄清心丸制作技艺	晋中市太谷 山西黄河中药有限公司
183	4	"百应健脾王"丸药制作技艺	晋中市平遥 平遥县联业堂健脾药研究中心
184	5	雾酒疗法	晋中市榆次 榆次区文化馆
185	6	"大生堂"孔氏医术	晋中市介休 介休孔氏大生堂中医诊所
186	7	九宫腹部推拿疗法	太原市 山西三通摄生健康服务有限责任公司
187	8	补肾通督汤制作技艺	太原市 太原侯丽萍风湿骨病中医医院
188	9	应县王氏中医正骨术	朔州市应县 应县南河种医院
189	10	阳泉河下冯氏正骨	阳泉市郊区 河下村第二卫生所
190	11	正肤百应散（膏）	阳泉市城区 赵致恒诊所
191	12	任氏痛风黑膏药及火针疗法	阳泉市城区 阳泉市群众艺术馆
192	13	谢氏艾灸	临汾市侯马市 临汾市侯马开发区谢锡亮艾灸文化传播有限公司

序号	编号	项目名称	申报地区或单位
193	14	姚氏乳病消药膏	临汾市襄汾县 襄汾县赵康镇璐琳中药材种植专业合作社
194	15	东南李烧伤生肌膏	临汾市襄汾县 襄汾县西贾乡总工会
195	16	祖师麻风湿膏制作技艺	运城市 山西康意制药有限公司
196	17	祛风息痛丸制作技艺	运城市 山西康意制药有限公司
197	18	运城市关氏腰间盘突出手法一捏复位	运城市 运城市关氏腰间盘突出手法一捏复位科技研究所
198	19	墩张秘方膏药	运城市盐湖区 盐湖区景斌中药材种植场
199	20	许氏中医八针疗法	运城市稷山县 稷山中医耳病专科医院
200	22	夏氏外治及其家传膏药	省直 山西省文史研究中心
201	23	冀氏针法	省直 山西省文史研究中心
202	24	疼痛中医内治法	省直 山西省文史研究中心
203	25	"竹林园"妇女月子病中医疗法	运城市闻喜县 闻喜县"竹林园"中医药疗法研究保护协会
204	26	田德生堂鼻渊中医疗法	晋中市平遥县 平遥县田德生堂自然医学研究院
205	27	"九针"疗法	省直 山西中医学院附属医院

7. 内蒙古自治区

序号	名称
1	蒙医乌拉灸术
2	科尔沁正骨术
3	蒙医药

续表

序号	名称
4	敖鲁谷雅鄂温克狩猎民族传统医药
5	"王一帖"膏药
6	羊下颌骨刮痧治疗颈椎"查干胡英"病
7	蒙医五味阿尔汕疗术
8	蒙医震脑疗法
9	焖汤疗法
10	中兽医
11	赤铜的炮制方法
12	子宫复位法
13	酸马奶疗法
14	阿日苏拉乎疗法
15	亚苏阿日善疗法

8. 黑龙江省

序号	名称	申报地
1	夏氏正骨	哈尔滨市
2	刘氏中医正骨	海伦市
3	李氏正骨疗法	七台河市
4	中医正骨（郑氏正骨 赵氏正骨）	哈尔滨香坊区、伊春铁力市
5	老王麻子膏药	哈尔滨市
6	阎式中医推拿按摩法	大庆市让胡路区
7	枇杷露祖传方剂	哈尔滨市
8	龙江医派	黑龙江中医药大学

9. 辽宁省

序号	编号	项目名称	申报地区或单位
34	IX-1	德记号中医药文化	大连市金州区
35	IX-2	海城苏氏正骨	鞍山市
36	IX-3	蒙古勒津蒙医药	阜新蒙古族自治县
37	IX-4	张懋祺 中医整复点穴骨盆复位疗法	辽宁大厦

10. 吉林省

序号	名称	申报地
1	雷氏正骨	前郭县
2	朝鲜族医药	延边州
3	长白山满族医药	通化市
4	石氏正骨	吉林市
5	爱新觉罗·恒绍家传满药	吉林市
6	吉林宋氏中医儿科	吉林市
7	魏氏膏药	九台市
8	长春孟氏整骨	长春市
9	平氏浸膏	九台市
10	梁氏武医推拿技艺	长春市二道区
11	牛氏正骨疗法	扶余县
12	蒙医放血疗法	前郭县
13	"耿一针"中医针灸	省非物质文化遗产保护中心
14	满族祖传"甲针"疗法	—
15	单氏中医诊疗方法	—

11．陕西省

序号	编号	项目名称	申报地区、单位
232	IX-1	孙思邈养生文化	铜川市耀州区非物质文化遗产保护中心
346	IX-6	杨氏一指诊脉技艺	杨凌一宁中医药研究所
347	IX-7	针挑治疗扁桃体炎	渭南市临渭区非物质文化遗产保护中心
348	IX-8	史氏腰椎间盘整复手法	汉中市穆长宁
—	—	段氏拿骨诊疗技艺	郭氏中医正骨技艺

12．甘肃省

序号	编号	项目名称	申报地区、单位
68	IX-1	灵台县皇甫谧针灸术	平凉市灵台县
69	IX-2	藏医药	甘南州
73	IX-1	华锐藏医藏药	武威市天祝县
77	IX-1	北塬金氏接骨术	临夏州临夏县
78	IX-2	王氏正骨法	庆阳市西峰区
79	IX-3	曹氏中医正骨法	白银市会宁县
80	IX-4	李天套中医骨伤治疗技艺	平凉市崆峒区

13．青海省

序号	编号	项目名称	申报地区、单位
50	IX-2	藏药材"阿如拉"炮制技艺及应用	青海金诃藏药药业股份有限公司
51	IX-3	藏医药浴疗法	青海省藏医院
52	IX-4	藏医放血疗法	青海省藏医院
35	IX-1	海西蒙医震动复位疗法	海西蒙古族藏族自治州
36	IX-2	海西蒙医铜银烙疗法	海西蒙古族藏族自治州

14.新疆维吾尔自治区

序号	编号	项目名称	申报地区、单位或个人
171	IX-1	维吾尔医药	哈密地区非物质文化遗产保护中心、哈密地区维吾尔医医院、阿图什市文化馆
172	IX-2	新疆蒙医药	博湖县蒙医医院
226	IX-3	哈萨克族医药	哈巴河县文化馆

15.宁夏回族自治区

序号	名称	申报地或申报人
1	回族汤瓶八诊	杨华祥
2	张氏回医正骨	吴忠市
3	陈氏回族医技十法	吴忠市

16.山东省

序号	编号	项目名称	申报地区或单位
—	—	宏济堂中医药文化	济南市
—	—	赵培印面瘫膏药制作工艺	淄博市张店区
—	—	扈氏鼻炎药膏制作工艺	淄博市
—	—	接骨膏制作工艺（全鸡接骨膏、活血接骨膏）	曹县
—	—	安驾庄梁氏正骨疗法	肥城市
—	—	董家骨科正骨疗法	安丘市
—	—	健脑补肾丸制作工艺	临清市
366	IX-9	推拿（三字经流派推拿疗法）	青岛市中医医院
143	IX-1	中医传统制剂方法（宏济堂传统阿胶制作技艺、二仙膏古法制作技艺、王三贴膏药制作技艺、黄县柳条膏制作技艺）	济南市章丘区、济宁市、中国中铁十局集团有限公司、龙口市
295	IX-6	中医正骨疗法（孟氏正骨疗法）	新泰市

17. 河南省

序号	编号	项目名称	申报地区或单位
107	IX-1	刘陈铺齐氏骨科	兰考县
108	IX-2	象庄秦氏妇科	洛阳市第一人民医院、秦震妇科研究所及秦彩霞中医妇科诊所、孟津县
109	IX-3	传统膏药（黄氏膏药、黄塔膏药）	滑县
110	IX-4	柳位同裕堂陈氏传统骨病疗法	卫辉市
111	IX-5	黑虎丸	长垣县
112	IX-6	合水张氏正骨	西平县
82	IX-7	烧伤疗法［黄家烧伤药膜，烧伤自然疗法与自然烧伤膏，潘氏烧伤传统疗法］	三门峡市湖滨区，洛阳市，杞县
83	IX-8	口腔咽喉疾病疗法［张氏喉科，秦李庄周氏口腔咽喉科，纯德堂口疮散，杜氏口疮治疗技法，杨氏珍珠散治疗口疮技艺］	柘城县，浚县，洛阳市老城区，卫辉市，开封市
84	IX-9	中医正骨疗法［快庄李氏中医正骨，刘氏正骨，陈氏正骨，杨家正骨疗法］	浚县，漯河市郾城区，武陟县，商水县
85	IX-10	中医外科［张八卦中医外科，世医堂中医外科，买氏中医外治疗法］	民权县，濮阳县，周口市川汇区
86	IX-11	张氏经络收放疗法	新乡市
87	IX-12	针灸［贵氏针灸］	新乡市凤泉区
88	IX-13	毛氏济世堂脱骨疽症疗法	新蔡县
89	IX-14	李氏眼药	通许县
59	IX-15	中医传统制剂方法（五更太平丸制备工艺）	洛阳市高新区
60	IX-16	李楼李八先生妇科	洛阳市洛龙区

序号	编号	项目名称	申报地区或单位
61	IX-17	陈氏痘疹伤寒疗法	林州市
62	IX-18	董氏中医痹症疗法	浚县
63	IX-19	李氏中医精神病疗法	获嘉县
64	IX-20	传统中医骨病疗法（长垣单寨骨科）	长垣县
65	IX-21	史家中医药组方	商丘市
66	IX-22	黄氏经络五行调法	河南省民间组织管理局
67	IX-23	张氏耳病针灸疗法	新乡市牧野区
37	IX-3	传统膏药［明氏正骨膏药，杨氏沙园膏药，济世堂李占标膏药，聂麟郊膏药］	滑县，洛阳市老城区，宜阳县

18. 江苏省

序号	编号	项目名称	申报地区或单位
14	IX-2	中医诊疗法（丁氏痔科医术）	南京市秦淮区
15	IX-2	中医诊疗法（扬州传统修脚术）	江苏省扬州市
112	JSVⅢ-1	苏州雷允上六神丸制药技艺	苏州市
113	JSVⅢ-2	唐老一正斋膏药制作技艺	镇江市
223	JSVⅢ-3	致和堂膏滋药制作方法	江阴市
224	JSVⅢ-4	季德胜蛇药制药技艺	南通市
225	JSVⅢ-5	王氏保赤丸制作技艺	南通市
226	JSVⅢ-6	五妙水仙膏制作技艺	灌南县
283	JSVⅢ-7	丁氏痔科医术	南京市秦淮区
284	JSVⅢ-8	雅妙河戴氏中医喉科疗法	泰州市
285	JSVⅢ-9	闵氏伤科疗法	苏州市、昆山市

续表

序号	编号	项目名称	申报地区或单位
286	JSVIII-10	郑氏妇科疗法	昆山市
287	JSVIII-11	金坛儒林树德堂妇科疗法	常州市金坛区
288	JSVIII-12	常州钱氏中医儿科疗法	常州市
289	JSVIII-13	臣字门儿科中医术	仪征市
290	JSVIII-14	金坛老人山程氏骨伤疗法	常州市金坛区
291	JSVIII-15	许氏正骨疗法	泰州市
292	JSVIII-16	曹氏中药热敷接骨疗法	灌南县
293	JSVIII-17	戴晓觉膏药制作技艺	连云港市新浦区
294	JSVIII-18	阙氏膏药制作技艺	淮安市楚州区

19. 浙江省

序号	名称
1	畲族医药
2	方回春堂传统膏方制作工艺
3	张同泰道地药材
4	胡庆余堂中药文化
5	张氏中医骨伤科
6	姚梦兰中医内科
7	叶种德堂中药文化
8	朱养心传统膏药制作技艺
9	松阳端午茶
10	蒋家山接骨
11	章氏骨伤科

续表

序号	名称
12	越医文化
13	燹薪堂中医正骨疗法
14	寿全斋中药文化

20. 安徽省

序号	名称	申报地
1	戴氏正骨法	马鞍山
2	砀山王集王氏接骨膏药	安徽省砀山县
3	华佗夹脊穴灸法	亳州市
4	怀宁中医骨伤疗法	安庆市
5	沛隆堂程氏内科	黄山市
6	淠衡钝斋医学	六安市
7	祁门胡氏骨伤科	祁门县
8	祁门蛇伤治疗	黄山市
9	吴山铺伤科	黄山市
10	西园喉科	黄山市
11	新安王氏医学	合肥市
12	新安医学	黄山市
13	野鸡坞外科	黄山市
14	余良卿鲫鱼膏药制作技艺	安庆市
15	张恒春中医药文化	芜湖市
16	张一帖内科	黄山市
17	周氏梅花针灸	合肥市

21. 江西省

序号	编号	项目名称	申报地区或单位
85	IX-1	建昌帮药业	抚州市南城县
86	IX-2	挑积	赣州市寻乌县
87	IX-3	胡卓人蕲蛇药酒的制作技艺	吉安市吉州区
166	IX-1	万年张氏中医药烧烫疗法	上饶市万年县
167	IX-2	信州火针	上饶市信州区
168	IX-3	于都敦本堂熊氏民间中医	赣州市于都县
169	IX-4	定南挑积	赣州市定南县
170	IX-5	丰城谌母医药疗法	宜春市丰城市
171	IX-6	樟树中药材炮制技艺	宜春市樟树市
172	IX-7	樟树药都药膳制作技艺	宜春市樟树市
173	IX-8	九江王万和中医药疗法	九江市九江开发区
86	IX-1	高安骨伤医术	宜春市高安市
87	IX-2	余干正骨法	上饶市余干县
88	IX-3	吉州骨伤疗法	吉安市吉州区
89	IX-4	万年痔疮疗法	上饶市万年县

22. 福建省

序号	名称
1	中医诊法（福州萧氏外科）
2	中医传统制剂方法（仙游青黛提炼技艺）
3	畲族医药（福安）
4	中医传统制剂方法（漳州片仔癀制作技艺）
5	泉州老范志神曲

续表

序号	名称
6	中医正骨疗法（林氏骨伤疗法）
7	福州壶山林氏中医内科
8	中医养生（永定万应茶）
9	中医养生（灵源万应茶）
10	东山宋金枣传统制作工艺
11	畲族医药（六神经络骨通药制作工艺）

23. 湖北省

序号	编号	项目名称	申报地区或单位
—	—	武当山道教医药	武当山特区
—	—	马应龙制药技艺	武汉市武昌区
—	—	夏氏炼丹术及其祖传秘方	京山县
—	—	镇氏风湿病疗法及马钱子秘方	咸宁市咸安区
250	IX-5	彭银亭中药炮制工艺	武汉市江岸区
251	IX-6	张介安中医儿科诊疗法	武汉市江岸区
252	IX-7	梅竹青跌打损伤疗法	武汉市汉阳区
253	IX-8	邱氏医药	宜城市
254	IX-9	麝火疗法	洪湖市
255	IX-10	咸宁胡氏烧烫伤疗法及祖传秘方	咸宁市咸安区
256	IX-11	严氏眼科中医疗法	咸丰县
310	IX-14	中医诊法： 林氏中医瘰疬疮疡诊疗法 章真如诊疗法 钟氏中医外科疗法 庞安时伤寒病疗法	 武汉市江岸区 武汉市江岸区 武汉市汉南区 浠水县

续表

序号	编号	项目名称	申报地区或单位
311	IX-15	中医传统制剂方法： 肖氏万灵膏制作技艺 荆门上清丸制作技艺 戈氏丹药制作技艺	 钟祥市 荆门市东宝区 随州市曾都区

24. 湖南省

序号	名称
1	孙氏正骨术
2	湘西苗医苗药

25. 广西壮族自治区

序号	名称
1	壮族谭氏草药疗骨法
2	宾阳封氏烧伤创疡治疗术
3	侗族医药

26. 广东省

序号	名称	申报地
1	传统中医药文化（敬修堂传统中药文化）	广州市
2	中医诊法（骆氏腹诊推拿术）	深圳市福田区
3	针灸（岭南陈氏针法）	广东省中医院
4	中医正骨疗法（蔡氏中医正骨）	揭阳市惠来县
5	中医正骨疗法（康宁堂骨伤疗法）	揭阳市惠来县
6	中医正骨疗法（黄氏中医正骨）	揭阳市榕城区
7	中医养生（源吉林甘和茶）	佛山市

序号	名称	申报地
8	针灸（岭南传统天灸疗法）	广州市
9	中医传统制剂方法（冯了性风湿跌打药酒）	佛山市
10	中医传统制剂方法（小柴胡制剂方法）	广州市
11	西关正骨	广州市荔湾区
12	传统中医药文化（化橘红中药文化）	茂名市化州市
13	传统中医药文化（采芝林传统中药文化）	广州市

27．海南省

序号	名称	申报地或单位
1	黎族医药（骨伤疗法，蛇伤疗法）	五指山市、琼中黎族苗族自治县文化馆，海南省医药工业公司

28．四川省

序号	编号	项目名称	申报地区及单位
159	IX-1	藏医药（甘孜州南派藏医药）	甘孜州藏医院
160	IX-2	李仲愚针疗法	成都中医药大学附属医院
161	IX-3	成都中药炮制技术	成都中医药大学
162	IX-4	成都中医传统制剂方法	成都中医药大学
108	IX-1	德仁堂中医中药文化	成都市青羊区文化馆
109	IX-2	合江地道中草药热灸技艺	泸州市合江县合江镇宣传文化服务中心
110	IX-3	何天祥传统疗伤手法技艺	四川艺术职业学院
111	IX-4	中医正骨疗法（郑氏骨科）	四川省骨科医院
65	IX-1	"油符"疗法技艺	遂宁市传统医学研究所

序号	编号	项目名称	申报地区及单位
66	IX-2	传统彝医药	凉山州西昌彝医药研究所
67	IX-3	嘉州中医滋脾疗法	乐山市中医医院
68	IX-4	何天佐传统中医药正骨疗法	八一骨科医院
69	IX-5	传统药浴疗法（新繁传统药浴）	成都市新都区文化馆
70	IX-6	何天祺传统中医药疗骨法	四川何氏骨科医院
1	IX-15	峨眉伤科疗法	成都中医药大学附属医院

29．云南省

序号	名称	申报地
1	傣族医药	傣族 西双版纳州 州民族医药研究所（州傣医院）德宏州州民族医药研究所
2	彝族医药	彝族 楚雄州 云南省彝族医药研究
3	藏族医药	藏族 香格里拉 迪庆藏族自治州藏医院

30．贵州省

序号	名称	申报地
1	瑶族医药	从江县
2	廖氏化风丹制作技艺	红花岗区、汇川区
3	苗族医药	雷山县、黔东南州民族医药研究所
4	侗族医药	黔东南州民族医药研究所
5	布依族防治肝病益肝草秘方	贵定县
6	水族医药	三都县
7	同济堂医药文化	贵州同济堂制药有限公司
8	火龙丹	金沙县
9	罗氏癀疱疗法	关岭布依族苗族自治县

31. 西藏自治区

序号	名称	申报地
1	拉萨北派藏医水银洗炼法和藏药仁青常觉配伍技艺	西藏藏医学院
2	藏医脉泻疗法	那曲地区索县文化局
3	藏医扦棍疗法	西藏自治区藏医学院
4	直贡藏医	拉萨市墨竹工卡县文化局
5	丁青苯教藏医诊疗	昌都地区文化局
6	昌都般龙特色藏医药	昌都地区文化局
7	擦斯觉瓦丸配伍技艺	林芝地区文广局
8	然木协曼利尿丸配伍技艺	那曲地区文化局
9	索如日玛配伍技艺	那曲地区文化局
10	藏北传统牲畜治疗法	那曲地区文化局
11	肝下垂铜镜疗法	那曲地区文化局
12	藏药方剂	西藏自治区藏医学院

（四）部分省会城市市级非物质文化遗产（传统医药类部分）

1. 石家庄（第三至七批）

序号	项目名称	申报地区或单位
1	高邑吕氏妇科医术	高邑县
2	杜圣忠脾胃病中医特色疗法	井陉县
3	新乐孙氏正骨	新乐市
4	无极袁氏血液病中医疗法	无极县
5	高邑刘氏外伤中医疗法	高邑县
6	殷氏妇科医术	赵县

序号	项目名称	申报地区或单位
7	白氏内病外治疗法	赵县
8	秘传脉理诊疗法	市直
9	王氏针灸疗法	灵寿县
10	积德堂正骨	新乐市
11	中风推拿疗法	市直
12	高邑张氏口腔溃疡疗法	高邑县
13	韩氏脊柱正骨技法	市直
14	石家庄张氏传统整骨手法	长安区
15	苍香玉屏袋	井陉县

2. 太原市

序号	名称	申报地区或单位
86	傅山养生健身术（八珍汤、傅青主女科、傅山传说）	太原市尖草坪区

3. 长春市

序号	名称	申报地区或单位
1	梁氏武医推拿技艺	市直
2	应氏奇穴埋线疗法	市直
3	谭氏正骨	市直

4. 哈尔滨市

序号	项目名称	申报地区或单位
1	中医踩跷	市直
2	张氏接骨术	市直

序号	项目名称	申报地区或单位
3	白氏传统道医	市直
4	枇杷露祖传方剂	哈尔滨市
5	老王麻子膏药	哈尔滨市
6	中医正骨（郑氏正骨 赵氏正骨）	哈尔滨香坊区
7	夏氏正骨	哈尔滨市

5. 西安市

序号	编号	项目	申报地区或单位
24	Ⅶ-1	高陵韩氏正骨制药技艺	高陵县

6. 西宁市（第二批）

序号	编号	项目	申报地区或单位
1	Ⅸ-1	张氏回医妇科	青海回医药研究会

7. 济南市（第二批）

序号	编号	名称	申报地区或单位
		宏济堂传统中医药文化	
46	Ⅸ-2	济南张氏正骨法	市中区
47	Ⅸ-3	"绿康神"膏药	长清区
		扁鹊脉学文化	山东中医药大学附属医院
		刘氏正骨法	天鹏正骨推拿会所
1	Ⅸ-6	张氏中医肛肠疗法	北京凤书中医肛肠研究院济南分院
1	Ⅸ-2	中医正骨疗法（王氏整脊术）	山东省中医针灸推拿整骨职业培训学校

序号	编号	名称	申报地区或单位
2	IX-3	中医传统制剂方法： 梁氏膏药 "铁骨紫龙"膏药 济南喜面鼻烟制作技艺	 济南梁氏骨科医院 历城区文化馆 济南鼻烟研究所
1	IX-7	中医诊疗法： 刘氏中医妇科 孙重三小儿推拿 王氏烧烫伤治疗法	 济南市中二七诊所 济南市中承康中医门诊部 济南市市中区党家街道展西村卫生室

8．福州市（第二、五批）

序号	编号	项目名称	申报地区或单位
	IX-1	福州林氏中医骨科	仓山区文化馆
	IX-2	福州壶山林氏中医内科	仓山区文化馆
26	IX-11	福州孙氏妇科	鼓楼区
27	IX-12	叶氏理筋疗法	台江区
28	IX-13	周氏喉科外治法	台江区
29	IX-14	畲药锤板拍打疗法	罗源县

9．杭州市（第一至四、六批）

序号	名称	申报地区或单位
34	万承志堂中医药养生文化	上城区
35	泰山堂中药和药酒炮炙技艺	上城区
36	天禄堂中医药文化	拱墅区
37	天目山中药文化	临安市
31	梨膏糖传统制作技艺	上城区
32	彭祖养生文化	临安市

序号	名称	申报地区或单位
1	俞同春中药炮制技艺	上城区
2	赵氏正骨复衡疗法	下城区
3	詹氏中医骨伤疗法	拱墅区
4	周氏骨髓炎疗法	富阳区
5	钱氏烧伤疗法	临安市
6	何氏妇科	杭州市中医院

10. 郑州市

序号	编号	名称	申报地区或单位
39	IX-14	吴氏中医喉科	荥阳市
40	IX-15	黄氏中医儿科	金水区
41	IX-16	郭氏正骨手法	管城区
42	IX-17	田氏中药外敷疗法	经开区
43	IX-18	郭氏中医督疗法	管城区
44	IX-19	陈氏熥灸	管城区
45	IX-20	吕氏膏药（祛寒除湿保健贴）	新密市
46	IX-21	单氏小儿手穴推拿	巩义市
47	IX-22	李氏圆焫针	二七区
48	IX-23	腋臭粉制作技艺	登封市
49	IX-24	庹氏艾灸	市康美中医院

11. 武汉市（第一、三、四、六批）

序号	编号	名称	申报地区或单位
57		叶开泰中医药传统	江汉区
58		马应龙制药传统	武昌区

续表

序号	编号	名称	申报地区或单位
81		张介安中医儿科诊疗方法	江岸区
82		彭银亭中药炮制技术	江岸区
83		梅竹青跌打损伤疗法（梅氏五步渗透疗法）	汉阳区
97		章真如诊疗技术	江岸区
98		林氏中医疮疡疾病诊疗法	江岸区
99		钟氏中医外科疗法	汉南区
165	Ⅸ-12	"老鼠疮"治疗术	新洲区
166	Ⅸ-13	传统中医正骨术（程氏正骨术）	新洲区

12. 长沙市

序号	编号	名称	申报地区或单位
24		祖塔喉科医术	宁乡市文化馆
25	Ⅸ	江公膏药制作技艺	长沙江氏健康产业有限公司
26		刘氏烧烫伤疗法	长沙市芙蓉区文化馆
27		李氏正骨术	长沙洪山正骨医院

13. 南京市

序号	编号	名称	申报地区或单位
68	NJⅧ-1	张简斋国医医术	秦淮区
69	NJⅧ-2	梁氏骨科	高淳县

14. 合肥市（第五、六批）

序号	编号	名称	申报地区或单位
1		庐阳梅花针灸	庐阳区
15	Ⅸ-15	王秀珍刺血疗法	庐阳区文化馆

序号	编号	名称	申报地区或单位
16	IX-16	蒋氏手针	蜀山区文化馆
17	IX-17	许氏脉诊	蜀山区文化馆
18	IX-18	清介堂膏药	包河区文化馆

15. 成都市（第一批至第四批）

序号	编号	名称	申报地区或单位
37	IX-1	成都中药炮制技术	成都中医药大学
38	IX-2	成都中药传统制剂方法	成都中医药大学
70	IX-3	德仁堂中医中药文化	青羊区
71	IX-4	新繁传统药浴	新都区
103	IX-5	何天祺传统中医药疗骨法	四川何氏骨科医院
114	IX-6	阴氏中医正骨法	成都阴氏骨科医院

16. 贵阳市（第四、五批）

序号	项目名称	申报地区或单位
5	白氏骨科正骨整复 特色诊疗技术	云岩区
6	万应祛痛膏	云岩区
7	德昌祥"龙凤至宝丹"传统中药制作技艺	修文县
105	杨氏消痔消疹膏 杨氏烫伤生肌油	云岩区
107	丁氏妇科中医诊疗技法	贵阳中医学院

17. 银川市（第四批）

序号	名称	保护单位
15	中医诊疗法： 李氏回医马刺针刀疗法 李氏柳派传统中医理疗 王氏中医熏蒸蛋灸疗法	 宁夏永安中医回医医院有限公司 宁夏银川金凤区李氏中医养生堂 银川健中风湿骨病医院
3	中医正骨医疗 灵武邓氏正骨疗法	 灵武市德仁康诊所

18. 南宁市（第五、七批）

序号	名称	保护单位
155	龚氏痛症疗法	江南区文化馆
156	壮医目诊	南宁市民族文化艺术研究院（市非遗保护中心）
157	瑶族壁和骨伤疗法	江南区文化馆

　　注：暂无我国台湾省、香港特别行政区、澳门特别行政区非物质文化遗产项目中传统医药方面的相关数据资料。

（本章资料整理：李述东；翻译：郝　洋；撰写：李　萌）